人民健康·名家科普丛书

耳鼻喉科常见疾病防与治

总主编　王　俊　王建六

主　编　余力生

副主编　马　鑫　谭　杰

　　　　刘　燕　韩　琳

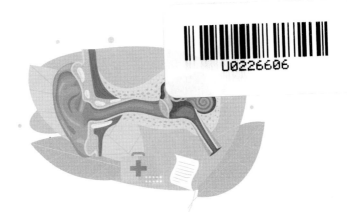

科学技术文献出版社

SCIENTIFIC AND TECHNICAL DOCUMENTATION PRESS

·北京·

图书在版编目（CIP）数据

耳鼻喉科常见疾病防与治 / 余力生主编 . — 北京：科学技术文献出版社，
2024.6
（人民健康·名家科普丛书 / 王俊，王建六总主编）
ISBN 978-7-5235-0798-8

Ⅰ . ①耳⋯   Ⅱ . ①余⋯   Ⅲ . ①耳鼻咽喉病—防治   Ⅳ . ① R76

中国国家版本馆 CIP 数据核字 (2023) 第 186535 号

耳鼻喉科常见疾病防与治

策划编辑：孔荣华 王黛君 责任编辑：吕海茹 责任校对：张吲哚 责任出版：张志平

出　版　者	科学技术文献出版社	
地　　　址	北京市复兴路15号　　邮编　100038	
编　务　部	（010）58882938，58882087（传真）	
发　行　部	（010）58882905，58882868（传真）	
邮　购　部	（010）58882873	
官 方 网 址	www.stdp.com.cn	
发　行　者	科学技术文献出版社发行　　全国各地新华书店经销	
印　刷　者	北京地大彩印有限公司	
版　　　次	2024年6月第1版　　2024年6月第1次印刷	
开　　　本	880 × 1230　1/32	
字　　　数	94千	
印　　　张	5.25	
书　　　号	ISBN 978-7-5235-0798-8	
定　　　价	39.80元	

编　委　会

丛书序

　　"健康所系，性命相托"，铮铮誓言诠释着医者的责任与担当。北京大学人民医院，这座百年医学殿堂，秉承"仁恕博爱，聪明精微，廉洁醇良"的百年院训，赓续"人民医院为人民"的使命，敬佑生命，守护健康。

　　人民健康是社会文明进步的基础，是民族昌盛和国家富强的重要标志，也是广大人民群众的共同追求。党中央把保障人民健康放在优先发展的战略位置，注重传播健康文明生活方式，建立健全健康教育体系，提升全民健康素养。北京大学人民医院勇担"国家队"使命，以守护人民健康为己任，以患者需求为导向，充分发挥优质医疗资源的优势，实现了全员时时、处处健康宣教，以病友会、义诊、讲座多渠道送健康；进社区、进乡村、进企业、进学校、上高原，足迹遍布医联体单位、合作院区，发挥了"国家队"引领作用；打造健康科普全媒体传播平台，将高品质健康科普知识传递到千家万户，推进提升了国民健康素养。

　　在建院105周年之际，北京大学人民医院与科学技术文献出版社合作，25个重点学科、200余名资深专家通力打造医学科普丛书"人民健康·名家科普"。丛书以大数据筛查百姓常见健康问题为基准，结合北京大学人民医院优势学科及医疗特色，传递科学、精准、高水平医学科普知识，提高公众健康素养和健康文化水平。北京大学人民医院通过"互联网＋健康科普"形式，构建"北大人民"健康科普资源库和健康科普专家库，为实现全方位、全周期保障人民健康奠定并夯实基础；为实现"两个一百年"奋斗目标、实现中华民族伟大复兴贡献"人民"力量！

王俊　王建六

前　言

　　在这个信息时代，人们越来越关注自身的健康，从网上摄取的知识也越来越多。当遇到一些医学问题时，大家开始习惯于在网上寻找解答，但这些知识良莠不齐，往往会有一些错误的信息混淆其内。因此，医学科普工作非常重要，必须让医生参与医学科普，才能让人们了解更多正确的医学常识，满足患者对于健康的需求。

　　耳鼻咽喉头颈外科是研究耳、鼻、咽喉等部位疾病的一门医学科学。这些部位位于人体较隐蔽的地方，对人体的正常功能和健康状况有着至关重要的影响。耳鼻咽喉头颈疾病不仅影响患者的日常生活和工作，还可能引发一系列全身性疾病。因此，对耳鼻咽喉头颈疾病的预防、诊断和治疗具有重要意义。

　　目前关于耳鼻咽喉头颈科学的科普资料很丰富，但是很多患者反映内容和讲述方式还是过于专业，难以理解。因此我们参与《健康中国·名家科普》丛书耳鼻咽喉头颈分册的撰写。

　　为了帮助读者更好地理解和应对这个学科的相关疾病，提供全面、专业、实用的医学知识，提高读者的健康意识和医学素养；也缘于我们对这一领域的热爱和关注，以及对读者健康需求的深刻理解，我们诊治患者、科研之余创作完成此书。我们希望通过普及耳鼻咽喉头颈常见疾病的科普知识，可以促进读者对这个领域的理解和认识，从而帮助他们更好地维护自己的健康。

我们从患者的角度提出问题，用通俗易懂的文字和贴合实际的事例来进行解答，增强了本书的趣味性和可读性。本书的内容设置充分考虑了读者的需求和兴趣，希望读者能够轻松理解并掌握相关疾病的基本概念和知识。

最后，我们衷心感谢所有支持并阅读本书的读者朋友们。我们希望这本书能成为您身边宝贵的健康手册，为您的健康保驾护航。愿每一位读者都能拥有健康美好的生活！

余力生

目 录

• • • •

第二章

●●●

第四章

● ● ●

第五章
一种常见鼻部疾病：慢性鼻窦炎伴鼻息肉·········69

••••

第七章

• • • •

第八章

▶▶▶ 第一章

关于耳朵

Q: 耳朵的结构是什么样的？我们是怎么听到声音的？

耳朵可不仅仅是外面看到的这一点，外面能看见的只是外耳，还有中耳、内耳，这三部分在听声音过程中发挥不同的作用。

人的耳郭像一个收集器，负责聚拢和接收空气中的声波，将其汇聚到外耳道，然后再传到鼓膜。鼓膜按照声波的频率进行有节律的振动，并带动与之相连的听小骨，而听小骨活动又可将振动进一步传到内耳。内耳有一种特殊的细胞叫作毛细胞，专门负责感知不同频率的声波。人耳中毛细胞成千上万，每一簇毛细胞所感受的频率都不相同，所以人耳可以感受从低到高各种频率的声音。但这还不够，毛细胞将声音信号转换为生物电信号传入听神经，再通过听神经输送到大脑听觉中枢，经分析产生听觉，由此人们才真正"听"到声音。

Q: 耳郭有什么作用？

耳郭是身体最末梢的部位，供血也最不充足，而且裸露在最外面，容易受伤，容易冻着，所以要小心保护。有些人喜欢经常自己按摩耳郭，我们不是特别推荐。

那么它有什么作用呢？我们经常看到老年人把手放在耳朵上，感觉会听得清楚一些。确实如此，耳郭最主要的作用就是收集声波。把手放在耳郭上可以增加声波的收集，使听到的声音提高 3～5 分贝。很多动物，如小狗，耳朵可以动的原因是因为它有动耳肌，可转动耳郭方向，使听觉更加灵敏。人类随着进化，其他感觉系统更加发达，但动耳肌有所退化。

Q: 外耳道是一个直筒吗？小虫子会爬进去吗？

人体真的很精细。远古的时候，我们的祖先都是在丛林中生活，蚊子、虫子很多，如果外耳道是直的，虫子很容易爬进去损伤耳朵，好在我们的外耳道不是直筒，而是呈 S 形弯曲，这样有利于防止异物进入耳朵。这就是为什么医生检查耳朵时要将外耳道向后上牵拉。如果虫子进去了怎么办？还有些小朋友喜欢往耳朵里塞东西，怎么办？正是因为外耳道不是直的，异物不容易进去，也不容易出来，所以如果有异物进到耳朵里，不要自己在家弄，最好尽早到医院就诊。因为若工具不合适，就会把它们推向更里面，就不好取出来了。

Q: 耳屎是怎么形成的？耳屎多需要经常掏掏耳朵吗？

耳屎是外耳道一个叫耵聍腺的部位分泌的东西，每个人的腺体发育不一样，分泌的东西干湿也不一样。发育比较好的耵聍腺，分泌的基本都是干干的耳屎，这些耳屎随着吃东西、说话、运动，会自动排出。有些人分泌的耳屎特别黏，容易黏住，俗称"油耳朵"。"油耳朵"的人喜欢用棉签掏耳朵，其实没必要，而且有时不但掏不出来，反而会把耳屎杵到了里面。

作为医生，我们也不建议掏耳朵，可能会损伤耳道的皮肤。有不少人掏耳朵是因为外耳道瘙痒，或者干脆是为了享受掏耳朵的快感。无论出于何种目的，将工具深入耳道都容易造成耳道损伤。

Q: 应该怎么处理"耳屎"?

有些人喜欢到外面"采耳",感觉舒服,就像给耳朵做按摩一样。但是"采耳"清理的意义应该不是很大。耳屎特别多的人还是应该到医院清理耳朵,其实与外面的"采耳"相比也不贵,一边耳朵是 30 ~ 40 元,而且都在医保可以报销的范围。

到医院清理耳朵的好处:首先,不容易损伤鼓膜;其次,吸引比镊子更加安全;最后,比较经济,而且可以报销。

油耳朵者也不用三天两头去医院,根据个人情况两三个月或半年清理一次就可以了。而且,耳屎也并非废物,不能清理得太频繁、太干净!耳屎对外耳道皮肤有一定的保护作用,可防止真菌等有害菌种感染,并粘住进入耳道的灰尘。

Q: 虫子会不会通过耳朵跑到脑子里去?

北京的蟑螂特别多,在急诊的时候,经常有患者因为耳朵里进了蟑螂来看病。他们都非常担心蟑螂通过耳朵进到脑子里,这点大可不必担心。外耳道和脑子之间隔着很多道关卡,有些还是骨头铸成的铜墙铁壁,根本不用担心。但是耳膜确实比较薄,如果虫子运动,有可能会损伤耳膜。

如果耳朵里进了虫子,别紧张,因为虫子到一个陌生环境也很紧张,不要刺激它,可以往耳朵里滴一点橄榄油,将虫子粘住,不让它动,然后尽快去医院清理。

Q: 中耳是什么? 中耳炎、耳膜穿孔是什么意思?

中耳虽然只有大约 1 立方厘米的体积,但是有 6 个壁,像个小屋子，功能强大。

第一，里面有人体最小的三块骨头，可传递声音，这三块小骨头的形状也很精妙，是杠杆形状，可以对声音进行最佳效能的放大；

第二，这个小屋子还有一个通风管，专业名字叫作咽鼓管，通到鼻子里，因此很多与鼻子相关的病会在耳朵上有表现。比如，我们坐飞机，飞机上升和下降时，或者潜水时，耳朵会闷，就是因为这个通气管在气压急剧变化时，一时调整"失灵"。

坐飞机或潜水耳朵闷时，如果我们使劲捏着鼻子吹口气，就会缓解很多，但是这个动作只能缓解一时，反复进行这个动作，则有可能将鼻子的分泌物吹到耳朵里，引起中耳炎。所以中耳炎就是耳朵这个小房子发炎了，发炎以后，炎症产生的脓把最薄的鼓膜腐蚀了，就会形成穿孔。

Q: 飞机下降时耳朵发闷怎么办？

飞机起飞时，中耳里面压力高，鼻子压力低，会把咽鼓管自动冲开，使我们一下觉得耳朵清爽了。但是飞机下降时，耳朵里压力低，就会一直向里吸引耳膜，这时捏着鼻子鼓一下，通常就会正常了。

Q: 感冒会导致中耳炎吗？

如果长期感冒了，咽鼓管堵了，捏着鼻子也冲不开，耳朵里的空气就会越来越少，变成负压，慢慢地会把血管里、组织里的水吸出来，形成分泌性中耳炎。

Q: 小孩为什么容易患中耳炎？

咽鼓管在儿童和成人中长得不太一样，儿童咽鼓管比较平，而且短，因此鼻子里的分泌物容易进入耳朵，引起中耳炎。而儿童抵抗力低，感冒、鼻炎多发，这是儿童中耳炎高发的重要原因。

还有一个原因，有时妈妈喜欢躺着给小婴儿喂奶，小婴儿呛奶时，奶液也容易通过咽鼓管进入中耳，引起中耳发炎。

还有擤鼻涕的时候，有些人喜欢两只鼻孔一起擤，这样压力就有可能通过咽鼓管进入中耳，同时鼻腔的分泌物也可能会进入中耳，因此正确的擤鼻涕方法是捏住一边鼻孔。

Q: 不小心受伤，耳膜破了，怎么办？会不会聋了？

正常的耳膜（医学上叫鼓膜）确实很薄，只有 0.1 毫米，但是这么薄薄的一层耳膜却非常不简单。耳膜由三层结构组成，具有既薄，又有一定弹性、韧性的特性。耳膜在声音的传递过程中确实起一定的作用，但是面积不是太大的、轻微的损伤，对听力的影响不会非常大，不会一定听不到。

对外伤引起的鼓膜穿孔一定不要太紧张害怕，大多数都可以自己长好，就像在皮肤上拉了个刀口，过几天自己就会长好一样。但是要想长得好，就要注意一点：手破了，得少沾水，耳膜破了，就得保持耳朵干燥，千万不要往里面滴消炎药，那样更容易感染，就可能不容易好了。

如果耳膜真的不能自己长好，可以通过手术修补好。

外伤后多注意，尽量让穿孔的鼓膜自己愈合，后配的鼓膜和原装的永远不一样。重新长好的鼓膜比正常的鼓膜还要薄，但是能用，以后注意不要再受外伤就好。

Q: 体检提示耳膜有点塌陷，怎么办？会聋吗？

我们有时一鼓耳朵，感觉耳膜在动，这是正常的，这就是耳膜的弹性。耳朵和鼻子有一个通气管，叫咽鼓管。捏着鼻子吹气的时候，气体就进入耳朵了，所以会促使鼓膜动一下。如果这个通气管功能不好了，时间长了，中耳这个小房子就形成了负压，吸引着耳膜往里，这就形成了耳膜的内陷。这个症状在查体的时候很常见，只要不觉得不舒服，不感觉耳朵闷，就不必管它，也不会影响听力。

Q: 医生诊断是分泌性中耳炎，却开的治鼻子的药，为什么？

有时分泌性中耳炎的发生是因为鼻子里的咽鼓管堵了，所以病根是在鼻子里，主要的治疗应该是给鼻子消炎、消肿。但是如果反复得分泌性中耳炎，就要小心是不是鼻子里长东西了，这时就需要做个鼻内镜检查。

如果药物治疗没有效果，就需要进行鼓膜穿刺了。鼓膜穿刺并不复杂，就像平时我们输液是把针扎在血管里，鼓膜穿刺就是把针扎在鼓膜里，同时把里面的水抽出来。因为针眼很小，所以感染和长不上的可能不是很大，不用特别担心。如果反复得分泌性中耳炎，就需要在鼓膜上放个通气管，长期给它通气。通气管不会引起明显不舒服的感觉，只是洗澡、游泳时要小心，不要进水，不要感染。

Q: 老年人总是买报纸上的耳聋丸，这个靠谱吗？

老年人的这个问题，还真的挺普遍的。很多老人拿着小报问医生耳聋丸有没有效，医生回答没用后，有些老人还会说"人家报纸说可管用了，你没用过怎么知道没效呢？"

不是所有的方法都需要尝试才知道有没有效，有些道理是明摆着的。随年龄增长，人体的各项功能都会衰退，那些老年性聋怎么可能靠吃药丸变好呢？

而且，耳聋的病因很多，对不同的病因要用不同的方法才行，不可能都用一个"神药"治疗。

最后，卖东西的人一定会说很有效才能吸引客人。但是"买家秀"和"卖家秀"的差别往往是很大的。

没有包治所有耳聋的"神药"，不同的听力损失程度、不同的听力损失类型需要选择不同的治疗方案，需要到专业的医疗机构进行详细准确的检查、诊断、治疗。

Q: 小宝宝出生时耳朵就长得和别人不一样，皱在一起，怎么办？

这是耳郭的畸形问题。有些是因为本身发育有问题，有些是因为产道挤压、胎位睡姿等原因把耳郭挤变形了。在现在这样"看脸的时代"，这些畸形不仅会影响颜值，有些畸形还会影响听力，而且耳郭的不正常，有时还会遭到小朋友嘲笑，对孩子的心理造成一定影响。

确实有些畸形随着孩子长大，可以自己矫正好，但是也有很多不能自己矫正好。有些家长认为揉一揉、拉一拉就可以，或者等着就可以，但是有一半以上的畸形自己好不了，只能做手术矫正。最近国内引进的一项新的无创矫正技术，可以较好地解决这个后顾之忧。

Q: 耳郭无创矫正治疗需要多长时间？什么时候开始治疗效果好？需要多少钱？

耳郭畸形无创矫正技术越早进行效果越好，孩子出生就可以进行，一个疗程为 3 ~ 8 周。治疗越早，治疗时间越短，效果越好，绝大多数的孩子一个疗程即可治愈。一侧耳朵一个疗程的费用在 1 万元左右。

Q: 佩戴矫治器会影响孩子睡觉翻身吗？孩子会不会疼痛或不舒服？矫治后会复发吗？

目前北京大学人民医院使用的矫治器是从国外进口的，不打针，不用麻药，属于无创的，而且在材质方面相对比较可靠，材质很软，基本不影响睡觉翻身。

但是矫治器毕竟是一直粘在孩子皮肤上，皮肤稍微有些红是正常的，但过敏体质的孩子可能会出现明显的过敏，不适合佩戴。

国内开展这个项目的时间不长，国外的经验显示：矫治后90% 的新生儿的耳朵不会回到以前畸形的状态。

第二章

会让人头晕的耳病

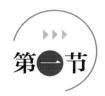

第一节

头晕的原因

Q: 哪些病会引起头晕？头晕的表现有哪些？

引起头晕的原因很多，从脑袋里长肿瘤，到感冒发热，可能都会出现头晕的症状。

虽然都是头晕，但是其实头晕分好几种不同的晕法。有的表现为天旋地转，睁眼睛觉得房子在转，闭上眼睛感觉自己在转；有的表现为昏昏沉沉，头脑不清醒，头上像扣着帽子，发紧，不舒服；还有的主要是一走路就不行，走路发漂，脚底没跟，走路深一脚浅一脚；再有的就是蹲着站起来时眼前发黑，感觉马上要晕过去。这几种不同的晕法代表了不同的疾病，对抓到引起头晕的"罪犯"非常重要。所以，看头晕时，医生问的第一句话，往往都是"怎么个晕法？转不转？"。很多患者因为头晕时太害怕、太恐惧了，只说难受、晕，说不出怎么个晕法，对治病很不利。所以去看病前，要好好回忆一下自己的感觉，这样才能给医生提供足够并且准确的线索，帮助医生"破案"。

Q: 感到天旋地转、恶心、呕吐，是中风，还是脑子里长肿瘤了？

天旋地转最让患者恐惧，尤其是第一次发作的时候，很多患者说有一种要晕死的感觉，这种感觉也是促使患者到急诊就诊的重要原因。遇到这种情况，患者会特别担心是不是要脑卒中（中风）了，其实大多数不是，但是对于很少的患者来说确实是脑卒中的"前兆"。脑卒中前兆可以通过"5S"来识别。

第一个力量（Strength）：拉一下患者的胳膊，让他抓抓你的手，比较一下两侧有没有差别，再看看腿有没有没劲，照照镜子看有没有口眼歪斜。

第二个感觉（Sense）：胳膊、腿、嘴唇、舌头是不是发麻？

第三个吞咽（Swallow）：喝水、吃东西呛不呛？

第四个说话（Speak）：说话有没有不利落？

第五个看东西（Seeing）：看东西有没有重影、闪电、眼前发黑？

如果有上述问题，就要小心了，一定要去内科就诊，不要耽误，有可能是脑卒中、心肌梗死等这些严重的疾病。

Q: 头晕到站不起来，这时应该立即去就医，还是缓一缓再就医？

这类患者躺两天可能就会好很多，好像头晕自己会好，但是第一次出现这种情况时，患者心里会很担心，怕就医迟了会耽误病情。

如果患者没有"5S"描述的症状，而且天旋地转也不是第一次了，这种情况八成和耳朵有关，就不用太担心。门诊上这些反复感到旋转的患者也不是很紧张，每次自己都有缓解的办法，有些是吃点自己备的药，有些是去打一针，有些是好好睡一觉。

但是要小心的是，不见得每一次头晕都是一样的病因。可能随着年龄的增加，会出现新的引起头晕的疾病，所以每次都要警惕，不要太大意而耽误了严重疾病的诊治。

Q: 头晕和抑郁症有什么关系?

头晕是抑郁症的一个表现。焦虑、抑郁很多时候会表现为头晕，但是这种晕不表现为旋转，而表现为持续的昏沉感，尤其在复杂视觉环境下或者高处容易出现症状。而且有些患者说自己待着不动，总是感觉自己在晃荡，走起来反而好一些。这个现象和真正的内耳器质性病变正好相反，真正的器质性病变都是动得越快，晕得越严重。因此这种头晕要到心理科看一下。

Q: 耳朵是怎么引起天旋地转的?

通常人们只知道耳朵管听力，其实耳朵还有一个重要功能，就是感受和调节人体平衡。耳朵里面很深的地方，有一个结构叫作前庭，当前庭出问题时，就会出现眩晕、恶心、呕吐和平衡失调等症状。因为前庭系统在维持平衡中发挥重要作用，而又不被大家所知，所以被称为维持平衡的"无名英雄"。最近10年的研究显示，在天旋地转的头晕中，由耳朵引起的至少有八成以上，所以来耳鼻喉科看头晕也就不奇怪了。

还有一点要提醒大家：可能以前的十几次头晕都是耳朵引

起的，都不严重，但是不代表这一次不是脑部引起的，所以每次犯病，还是要仔细分辨症状，如果有明显的不同，还是要及早去医院。

Q: 20 年前，医生说是颈椎病引起的头晕，现在却说是耳朵引起的头晕，为什么？

确实，前些年可能经常有医生告诉你是颈椎病引起的头晕。头晕了，去拍了个颈椎片子，确实有增生，于是就把头痛、头晕和颈椎增生画了等号，但是这是错误的。看到打雷了，然后就下雨，是打雷引起的下雨吗？显然不是，他们虽然同时存在，但是没有因果关系。

相同年龄的人，不管有没有头晕，去拍个颈椎片子，增生都是差不多。颈椎增生就和老年斑、皱纹一样，随着年龄的增长人人都有，或轻或重，但是没有人会认为头晕和皱纹有关吧。

这个也不是误诊，十几年前国际上对头晕就是那样认识的。社会在进步，医学也在不断进步，对疾病的认识会越来越清晰正确。

Q: 医生说头晕是耳朵引起的，但是患者觉得脖子（颈椎）真的很不舒服，这是怎么回事？

这个问题就是鸡生蛋、蛋生鸡的问题。脖子和耳朵引起的头晕确实互相影响。首先，大家玩手机，低头比较多，颈椎就容易不好，但是目前公认颈椎不是头晕的主要病因。头晕的主要原因是耳朵有了问题，然后引起头晕，头就不敢大动，一动就晕，所以脖子总是僵着，时间长了，颈部的肌肉就僵硬了，这时脖子就更加不舒服了。所以脖子不舒服不是头晕的原因，脖子也是头晕引起的受灾户。

Q: 前庭神经炎是什么病？

前庭神经炎是主管平衡的神经出现了问题，可能是病毒入侵了神经的变电所，也就是前庭神经节，导致整根神经瘫痪。见过前庭神经炎患者的医生，都说对患者的那种表现一辈子都不会忘记，患者会有强烈的眩晕感，一动都不敢动，而且持续的时间很长，绝不是几个小时就可以结束的，通常会持续 5 ~ 7 天，才慢慢可以睁开眼睛，而且后续走路不稳，晃动感会持续几个月，向患侧快速转头时出现的晃动感甚至会持续终生。

Q: 春节晚会上小彩旗转了好几个小时都没事，有的人坐个车就晕得要吐，为什么？

这是个有点复杂的问题。人们在汽车或者火车里看书或者玩手机时，因为书和手机是静止的，所以眼睛接收并传给大脑的状态是在坐着不动，而耳朵里的前庭却上报身体在移动，于是大脑陷入混乱、纠结的状态，就出现了晕车的现象。

Q: 晕的时候恶心、呕吐，是不是胃肠道出问题了？

在远古的时候，没有晕车这回事，只有食物中毒时才会出现这种感觉，所以大脑马上会命令肠道把不干净的东西吐出来，头晕和恶心、呕吐之间就建立了这样的联系，于是大脑只要觉得晕，人就会出现恶心、呕吐。恶心、呕吐并不表示胃肠道出了什么问题，只是大脑对头晕的反应。

Q: 因头晕就医时，哪些情况要告诉医生？

有关头晕，下面这些是需要向医生报告的。

这次头晕多长时间？

怎么个晕法？天旋地转？走路不稳？昏沉感？

是持续的头晕，还是间断发作的头晕？

头晕时有恶心、呕吐吗？

以前有没有头晕过？和这次头晕一样吗？

每次头晕多长时间？

有头痛吗？尤其是以前，有没有头痛过？

是否玩秋千、坐过山车、看动的东西就头晕？是否晕车？

家族有无头晕、头痛病史，尤其是妈妈、姐妹、姑姑这些女性家属？

一定要认真且真实地回答医生的这些问题！

在门诊经常遇到这样的患者，第一次看病的时候，医生问以前有没有过头晕，有没有过头痛，患者都一口否认，复诊的时候再问他，他可能就说以前是有时头痛，但是那是睡不好觉，累的，和耳朵没关系，所以就没说。

在这里，专门用一个问题来提示大家，千万不要自己认为没关系，或者以前有医生说过没关系，就不告诉医生。头晕的诊断一半靠医生的经验，另一半靠患者自己提供线索，患者提供的线索越多，医生的诊断就会越清楚。所以医生经常追着患者反复问问题，可能有些问题患者觉得无关紧要，但是其实非常重要，很多事情，成败就在细节。所以患者千万不要嫌医生啰唆，真的是认真负责的好医生才会这样。

Q: 看头晕怎么找到合适的医生？

人体很奇妙，曾有些关于人体的伟大发现，多年后被证明完全是错的。所以目前医学对人体的认识还很有限，而且每位医生都有自己的专业特长，他可能看别的病很擅长，但是不见得擅长治疗头晕。当决定去找医生看病时，首先面临的就是找哪位医生合适的问题。

很多患者喜欢从身边的亲朋好友问起，这点无可非议，但是也要问清楚他们推荐的理由，有些人推荐的理由只是因为某个医院离得比较近，交通方便，或者人比较少，环境好。这些因素如果是选择餐馆时可以考虑，但是看病就不是非常适合了。

有些头痛、头晕患者找过医生帮助，但是感觉没有效果，于是就不再相信医院和医生了，转而寻找很多偏方，这个做法更加不可取。

有些是因为选择的医生不对，这样的症状他们不擅长诊治，"不是他们的菜"，处理起来也就没有那么得心应手，这时就需要寻找其他医生的帮助。

即使找对了医生，我们也要给医生选择一个最合适的治疗时间。就像选择化妆品，我们需仔细选择并试用，才能找到适合自己的那款。医疗的过程远比选择化妆品复杂，所以要有信心和医生一起努力，寻找出疾病的元凶，一起打败它。

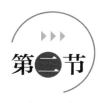

第二节

耳石症

Q: 耳石症是耳朵里长石头了吗？

很多初次就诊的患者会问：耳石和肾结石、胆结石一样吗？是太久没掏耳朵，耳屎太多导致的吗？

耳石不是耳屎，这是两个截然不同的概念。

那么，耳朵里真的有石头吗？回答是肯定的，确实有。

耳石其实是内耳的一个正常结构，非常微小，但是功能强大。在正常生理情况下，我们就是通过耳石才知道汽车是加速还是减速的，电梯是上升还是下降的。

这些小石头和肾结石、胆结石的成分差不多，都是碳酸钙的结晶，所以也叫作"耳石"。但是耳石不像肾结石、胆结石，只有患者才有，所有人以及动物都有耳石，就像"石子路"一样，铺在内耳里面的固定位置。但是如果因为某种原因，部分耳石脱落了，就会引起耳石症。

耳屎则是外耳道里的分泌物，和"眼屎"的由来差不多。每个人分泌的耳屎颜色、多少、黏稠度都不一样 。

Q: 得了耳石症，有哪些症状？

耳石从原来粘着的地方脱落，就会引起耳石症。

当小石头不粘着了，掉下来后，就会随着头的运动在耳朵里晃动，就会出现头晕的症状。

这个病基本是"床上事件"，患者在床上会出现症状，多半是一躺下、一翻身就晕。曾经有个阿姨，很神秘、很小声地告诉我，自己家的床"中邪"了。

还有患者在抬头晾衣服、低头系鞋带的时候出现头晕。曾经有一个患者是位出租车司机，每次抬头看后视镜的时候都会晕一下，他自己都觉得非常恐怖。

Q: 好好的耳石为什么会脱落呢？

少部分患者耳石脱落的原因可能和脑部外伤、脑部手术、感冒及内耳供血不足有关。因为耳石就长在内耳里面，所以内耳的病变、手术很容易影响到耳石，造成耳石的脱落。曾有一位患者拔牙后出现耳石症，这可能和拔牙时的振动有关。一般认为耳石脱落和一个月内的头部外伤可能有关系，但与很久远的头部外伤关系不大。

大部分患者都没有明确的病因，目前认为可能和老化有关。耳石从人一出生就有了，随着年龄增加，它也逐渐变老，就可能粘不住了，容易掉下来。这和年龄大了，头发逐渐白了一个道理。

Q: 为什么 60 多岁的人患耳石症的概率最高？

如果耳石症和老化有关，应该年龄越大，发生的越多，为什么医生说是 60 多岁的患者最多呢？

因为医生说的数据，都是根据来看病的患者统计的。有一个很重要的原因，就是年龄很大的老人有的是身体基础情况不好，有的是认识有误区，所以来看病的少，不表示得病的少。

曾经有一位86岁老奶奶来看头晕，她说她的孩子都告诉她，人老了都头晕，不用看。结果她太难受了，自己到我这里，最后确诊耳石症。这位奶奶的耳石症一次就治好了。她专门带着儿子回来找我，让我告诉她儿子，头晕是可以治好的。

耳石症的检查不复杂，也不贵，在北京大学人民医院，只需要一百多块钱，而且还是医保项目。所以，头晕的患者，尤其是老年头晕患者，一定要到耳鼻喉科检查一下。

Q: 没有外伤、没做过手术，才40岁，为什么反复得耳石症？

耳石症的具体病因目前也没有完全搞明白。除了老龄化，还有一些原因，如睡眠不好、经常头痛、缺钙等，都可能诱发耳石症。头痛是年轻人最常见的头晕危险因素，也就是有头痛的人，特别容易出现头晕。另外，中年人上有老，下有小，在家是顶梁柱，在单位是骨干，各方面压力都比较大，也容易得耳石症。

耳朵相比内脏，肯定是相对不重要的器官，人体也有"丢卒保帅"的想法，所以压力大的时候可能就先从耳朵上提醒你，造成现在头晕、耳聋、耳鸣特别高发，耳石症在年轻人中也逐渐高发。

Q: 检查耳石症为什么不是看耳朵，而是看眼睛？

耳石位置很深，在颅骨里面，耳石也非常小，只有几微米，肉眼根本看不见，CT、磁共振成像也看不见。

人体真的很精妙。大家都有这种体会：坐在车里欣赏外面的风景，眼睛会一动一动的。这个现象是因为耳朵和眼睛之间有神经通路，耳朵受到刺激，眼睛就会产生有规律的运动，专业上就叫"眼震"。

当耳石掉下来后，头一动，耳石就跟着动，于是就会出现一些特殊的眼震，这些眼震是耳石症者专有的。

Q: 耳石症怎么治?

经常有患者问，得了耳石症，是需要碎石治疗吗？像肾结石一样吗？这个真的行不通，耳石只有几微米，本身就已经很小很小了，没法进行碎石，也没法取出来。

还有些患者问可不可以用药物把石头化掉，这个也不太可能，耳石本来就很小，而且药物也很难到耳朵里面。

目前世界上对该病提出了公认的治疗方法——复位治疗，就是把"流浪的耳石"送回家，让它们再次粘住，不再动了，也就不再引起头晕了。

Q: 耳石症复位治疗效果怎么样?

很多患者走进门诊的时候，还直着脖子，头一点也不敢动，治疗一次后，感觉头脑清楚了，眼睛也亮了，走出门诊时就完全正常了，立竿见影。

很多患者都不敢相信，看了那么多医院，吃了那么多药，有的人还做了颈椎的手术，就这样简单治好了。确实，几十年前这种方法想都不敢想。1980 年国际上才出现这种方法，这就是医学的进步给大家带来的巨大好处。

遗憾的是，很多人还不知道这个病，还在不停地吃药、输液、打针，所以医学知识科学普很有意义，能让更多的患者受益。

当然，也有一些患者需要反复治疗几次，同时配合一定的药物，才能够完全好转。但是总体来说，得了耳石症还是比较幸运的，因为这真的是最易治疗的头晕疾病之一。

Q: 复位治疗怎么做？要住院吗？需要多少钱？治疗前患者要做什么准备？

如果确诊了耳石症，可以通过手法复位将这个"恼人的石头"送回家。这个过程并不复杂，也不可怕。在患者家属看来这个过程就是在床上翻几次身而已，只不过是在医生的指导下，控制头的位置和身体的角度，做有技术含量的起坐和翻身动作。

此外，还有一种机器辅助复位技术，即将患者固定在一个座椅上，通过座椅的转动、翻滚来让耳石回家。一般复位是不需要住院的，门诊一次治疗时间约 15 分钟，费用 200 ~ 300 元，而且医保可以报销。治疗前建议患者尽量空腹，以防呕吐，精神保持放松，就诊时建议一名家属陪同。

Q: 复位治疗可以自己在家进行吗？

耳石症讲着简单，但是耳石掉下来之后可能"游荡"到好几个位置。根据耳石掉的位置的不同，耳石症分为六种类型，掉的位置不同，小石头回去的路线也不同，因此需要选择不同的复位方法。医生通过检查，准确判断耳石掉的位置，然后给它选择合适的"回家"路线。有些患者第一次发作后在医院复位，第二次发作时自己在家中按照第一次的方法复位，但效果不好，就是因为每次发作耳石的位置不同。所以自己复位可以简单尝试，一旦症状有加重或者没有缓解，还是到医院找专业医生更保险。

Q: 复位治疗能"去根"吗？可不可以做手术把耳石拿出来，这样是不是就"去根"了？

"耳石症"就是耳朵里管平衡的"小石头"脱落了。造成其脱落并逃离原来位置的原因很多，但是一旦发作，就说明耳石器的功能可能出现了小问题。

打个简单的比方，就如同大家熟知的胳膊肘脱臼，既有外力的因素，也有自身结构的因素，脱臼后复位治疗可重新使胳膊活动自如，但当再受到不当的外力作用可能又会造成脱臼，是之前的复位不成功吗？不，这只是再次脱臼而已。

耳石症复位治疗亦是如此，复位治疗成功后，这一次发病痊愈了。但有可能在内因或外因的诱发下再次发作，我们称之为"再发"，而不是"复发"。一般患者每隔 1 ~ 2 年会再发一次。所以"去根"的主要方法是治疗和预防。

当然也有少数患者总是反复发作，要求医生把"耳石"拿出来，以"去根"。临床上常规的手术方式是半规管填塞术，就是把耳石逃离的路都堵上，是一种相对安全、不影响患者正常听力的破坏性手术。但由于手术破坏了双耳的平衡，患者需要一段时间适应这种"失衡"，剧烈眩晕 1 ~ 2 周，失衡、走路跑偏感

3 ~ 6 个月。因此医生和患者都会慎重选择手术治疗"耳石症"。

Q: 一起床就晕，但是医生说不是耳石症，而是体位性低血压，为什么？

耳石症的患者一起床就晕，且一躺下就晕，一般都会有两个带着头部位置变化的晕，且这个晕通常是旋转感的眩晕。而有些患者，只有在从躺到坐起、坐到站立时头晕，而从坐到躺下、站到坐下时不会出现头晕，这种头晕往往是头晕沉感、严重时眼前发黑、视物模糊等。这是由于体位变化出现一过性的头部供血不足的现象，需要到心内科治疗。

Q: 早上起床的时候头晕，但是到了医院怎么躺都不晕了，为什么？

这个确实是"吓住了"。专业上叫作检查出现了"假阴性"，意思就是本来石头掉出来了，但是没有检查出来。这种可能性不低，100 个耳石症患者可能有 10 个左右会出现这种情况。所以虽一次检查没事，但只要第二天还是晕，千万不要嫌麻烦，要到医院再进行检查。

Q: 前几天一低头就晕，这几天一点都不晕了，还要看医生吗？

确实有一些耳石症可以自己好。推测原因，可能是掉下来的小石头比较小，内耳里面也有很多液体，这些小的石头溶解了；还有一种可能就是小石头自己复位了，自己"回家"了。

如果真的是怎么躺都不晕了，就确实不需要看了。但是有些老人是因为自己知道往右边躺晕，所以不往右边躺了，不晕了。这种还是需要看，最好的办法还是到医院检查一下，如果真的好了，也就彻底放心了。

Q: 检查完，医生说耳石症没法复位，让我自己回家练习，为什么？

耳石症分为管石症和嵴顶型两种。管石症，简单地说就是一种是耳石在半规管中处于游离的状态，就在那随意地游荡着，我们可以通过复位治疗使耳石按照我们指引的方向游荡回了自己的"家"，这种类型的患者一般经复位治疗马上就好了。还有一种就是耳石粘在壶腹嵴上了（就是半规管口上那个小盖子）。这种情况下我们就需要回家做康复练习，把粘在盖子上的小石头甩到半规管里，待它游离到管里了，再通过复位治疗让耳石回位。

患者在家进行康复练习的前两天有可能会越做越晕，这是正常的现象，请不要紧张，一般三天左右，症状便可以明显缓解。

Q: 耳石症的家庭练习怎么做？做的时候有什么注意事项？

练习方法：患者坐于床旁，目视前方，向左侧转头 45°，向右侧迅速侧躺，观察 1 分钟，直至患者的眩晕完全消失；坐起后向右侧转头 45°，然后迅速往左侧侧躺，观察 1 分钟，直至眩晕症状消失，恢复坐位。此为一遍练习。

一般每天练习 2 ~ 3 次，每次练习 6 ~ 8 遍，练习时速度要尽量快，而且练习的时候若有些头晕，效果才好。如果练得特别慢，一点也不晕，那也没有效果。当然，年龄大的老年人也要小心，量力而行。

练习的时候睁眼或闭眼都可以。一般第一天练习时会非常晕，不要害怕，只要没有特殊的不舒服，一般 3 天就会见效。

Q: 刚做完耳石症复位治疗的时候一点也不晕了，但是第二天一起床又晕得厉害，怎么办？是不是治疗失败了？

有 1/3 ~ 2/3 的患者复位后会出现头晕、不稳感、忽悠感等残余症状。出现这种情况一方面可能是由于耳石器，也就是这些小石头的家本身的功能有了些小问题，双侧不对称了；另一方面可能是我们聪明的大脑很快适应了耳石脱出来时的状态，复位回去之后反而需要一定时间来适应这种正常状态。这种适应就相当于倒时差，去欧洲旅行十几天，至少得有个 2 ~ 3 天来适应欧洲时间，当然回国后也得适应几天才能重新倒回中国时间。精神心理因素在其中也会起到一定的作用，所以放松心态对于患者来说很重要。

Q: 复位治疗后，医生给开了治头晕的药，这个药要吃多久？

1/3 ~ 2/3 的患者复位后会出现头晕、不稳感、忽悠感等残余症状，药物可以帮助我们恢复耳石器的功能，促进大脑的代偿，让大脑早日变得清爽。当然，如果一点也没有头晕沉感，感觉特别好，就不用吃药了；如果有头晕沉感，一般吃 1 周的药，就会有明显的好转。一般来说，不用把医生开的药都吃完，好了就可以停药。

自己在家做练习时，前几天头晕会有加重，这时最好用点药，不然太难受了。

常见的药是甲磺酸倍他司汀片、氟桂利嗪，这都是比较常用的，不良反应也不是很大，不用太担心。

Q: 耳石症反复发作，有办法预防吗？

门诊经常有患者问："医生，我的耳石症又犯了，这已经是第三次了，半年前刚刚犯过，我怎么做才能预防不再犯？"

因为目前引起耳石症的原因还不是很清楚，现在我们只是能够把石头送回家，但是还不能做到把石头粘住永远不掉下来，所以目前没有很好的办法预防发作。

如果耳石症反复发作，特别频繁，应该积极寻找一些可能对耳石有影响的因素，如外伤、血压、血糖、血脂异常，以及吸烟、头痛、失眠等因素，可以有意识地注意避免。耳石症虽然发作时很"恐怖"，但不会造成生命危险，也很容易复位治疗，请您不要过分紧张与担心。

Q: 得了耳石症还能开车、做运动吗？饮食上有什么需要注意的吗？

耳石症复位治疗后，是不会影响到开车等正常生活的。适度地运动可以帮助大脑适应复位后的再次平衡。确实有些患者做剧烈的甩头等动作可能会诱发耳石症，所以运动适度很重要。

饮食上吃得健康、吃得开心最重要，可以适当补钙，因为耳石的成分也是碳酸钙，与身体钙的代谢有关。有些骨质疏松的老年女性更容易出现耳石的脱落。

患者要好好休息，不要过度紧张。因为一紧张，血管就会收缩，耳石的养分就不足，就容易脱落。

Q: 高血压、高血脂或高血糖会引发耳石症吗？

有的患者说："我的老伙伴们都是六七十岁，为什么他们都不得耳石症，只有我得？这个病和什么有关系？高血压、高血脂、高血糖是不是容易引起这个病？"

耳石症的病因多样。高血压、高血脂、高血糖患者全身的血管状况不好，确实有可能会诱发内耳的缺血，从而引起耳石症。但是也不是所有高血压、高血脂、高血糖的患者都会得耳石症。引起耳石症的原因很多，但是建议患者不要过于紧张，因为这个病是"良性"的晕，不会出什么危险，而且好治。每个人的身体都会有薄弱的环节，无须和别人比较。

Q: 耳石症有什么别的危害吗？会引起其他病吗？会遗传吗？

耳石症是"良性"的晕，它本身就是头晕，也不会引起其他疾病。但是部分耳石症患者发作时，头晕特别严重。心情紧张，血压升高是常见的现象。也因此有些人认为头晕是血压高引起的，其实血压高是头晕引起的。

另外，耳石症可能引起次生危害。比如，耳石症患者，抬头晾衣服时可能会晕，严重者可能摔倒，如果摔到硬桌角上，就可能受到严重的外伤。有一位患者，蹬着梯子抬头换灯泡，突然晕了起来，幸好家人扶住，不然就会有严重问题。

不同的家族，耳石的发育可能有一定的遗传性，因此耳石症有可能会遗传。

Q: 耳石症患者恐惧"睡觉"，怎么办？

把这个问题提出来，是因为门诊太多患者给我说过这句话："医生，自从得了耳石症，我都有恐惧症了。一睡觉就害怕耳石掉下来；往床上一躺，就感觉自己要转。"

这个就反映出患者太紧张了。患者紧张的时候就会有晕的感觉，而且越紧张，耳石症越容易复发。如果有问题，找医生进行复位治疗就好，请大家千万不要太紧张。

Q: 以为是耳石症复发，但医生说是体位性低血压，这是怎么回事？

老年人最怕两件事：一件事是脑卒中（中风）后瘫了，生活不能自理，不仅感觉自己没有生活质量，还会拖累家人；另一件事就是失智。正是因为太怕脑卒中，所以有些人对血压进行严密监测，稍有风吹草动就赶紧吃降压药。其实身体是很强大的智能型计算机器，会根据患者的年龄、身材、血管等情况计算出血压该是多少，60岁的血压和20岁的血压是不一样的，如果非要把血压降到很低，就可能引起供血不足。躺着的时候还好，猛起的时候就可能会晕，这就是体位性低血压。很多高血压的患者因为降压药不合适，会出现体位性低血压。

第三节

梅尼埃病

Q: 除了耳石症，还有什么病会导致头晕？

天旋地转的晕有八成是和耳朵有关。但是由耳朵引起头晕的病可不仅仅只有耳石症，还有很多其他病，如梅尼埃病（俗称美尼尔病）、前庭性偏头痛。这两个病也非常常见。还有一些少见病，如部分中耳炎也会引起头晕，大前庭导水管综合征、前半规管裂综合征、听神经瘤都会有头晕症状。具体是什么原因导致的头晕，还需交给专业的医生判断。

Q: 梅尼埃病是什么病？

梅尼埃病应该是最著名的头晕疾病，在 1861 年被提出，而耳石症是 1921 年才被提出。梅尼埃病发作的时候来势非常凶猛，常常没有任何预兆。有些患者是在凌晨的睡梦中晕醒，甚至患者有"濒死感"的描述，感觉自己向无尽的深渊坠落，非常恐惧。而且似乎找不到什么规律，没法控制它的发作，因此不管是医生还是患者，都对该病比较重视，研究得比较多。

梅尼埃病是一种特发性内耳疾病。内耳是充满液体的小器官，它是双层套管，外面一层是骨头，比较硬，里面一层是膜性结构，就像自行车轮胎，外面有一个比较硬的外胎，里面还有一个软的内胎。内耳的内胎里面是内淋巴液，内、外胎之间是外淋巴液。当内淋巴液过多时，内胎就会不断被胀大，直到有一天胀破了，这时头晕就开始发作了。随着破裂的愈合，头晕逐渐好转，一般头晕不会超过 12 小时。

Q: 梅尼埃病有什么表现？

梅尼埃病患者一般都是这样告诉医生："我不是起床的时候晕，我记得很清楚，每次都是待着不动，说晕就晕，有时是看电视时，有时是吃饭时，甚至有时躺着不动也晕，好几次我都以为地震了。同时耳朵很响、堵、闷，像耳朵里进了水一样，还有严重的恶心、呕吐，躺着一动不动还好，稍微歪一下头就会呕吐不止。等睡一觉，慢慢就好了，耳朵也不那么响了、也不堵了。"简单来说，梅尼埃病的典型表现就是晕、转，耳朵堵、聋、响，这几个症状同时都有就是梅尼埃病。

Q: 梅尼埃病怎么诊断？要做哪些检查？

梅尼埃病的诊断主要依靠表现。如果患者的表现就是上面所说的，则患梅尼埃病的可能性很大。听力检查对梅尼埃病的诊断很有意义，所以一定要查听力，而且要反复查很多次，最好将发作时和不发作时的听力图进行对比，千万不要嫌麻烦。

有些患者非要查前庭功能来确诊梅尼埃病，这点真的不用。这个检查对诊断没有帮助，但是对治疗有帮助，可以根据前庭功能的情况选择不同的治疗方案，有的是吃药，有的是需要手术。

磁共振成像检查也是有必要的。有少部分耳朵或者脑袋里的其他疾病的表现也会像梅尼埃病，所以也值得检查一下。

Q: 梅尼埃病不用治，等老了就好了，是这样吗?

梅尼埃病分为四期，如果任由其发展，不干预治疗，不但不会好，而且听力会逐渐下降；病情进一步发展，到了第四期就错过了保守治疗的可能，只能做化学性迷路切除、半规管填塞等手术，彻底破坏患侧的前庭功能，然后给大脑 3 ~ 6 个月的时间去适应这种"跑偏"状态。

简言之，不治的患者可能会失去听力，也失去前庭功能。

Q: 以前医生诊断是梅尼埃病，现在医生说是耳石症，这是怎么回事?

梅尼埃病在一定历史时期只是一个眩晕发作的代名词。所有眩晕疾病，也就是感到天旋地转的病都被称为"梅尼埃病"，所以以前很多的诊断是梅尼埃病。随着医学的进步，人们对头晕的认识越来越清楚，发现很多不是梅尼埃病，而是其他病症，如耳石症、头痛引起的头晕。

另外，还有一部分是真正的梅尼埃病患者，但是梅尼埃病患者比一般人更容易得耳石症，所以没准哪次发作是梅尼埃病的发作，哪次发作是耳石症的发作。

Q: 梅尼埃病能治好吗？

确诊患者患梅尼埃病后，一般会先进行 6 个月的非手术治疗。当治疗无效，眩晕仍然发作频繁、剧烈时，就推荐手术治疗进行控制。梅尼埃病的发生与患者体质、遗传、情绪、工作、生活方式都有极大关系，不论是药物还是手术都只是治疗的一个方面。经过积极规范治疗及患者的自身努力，90% 的梅尼埃病患者的病情能够得到控制。不良生活习惯、巨大的工作压力、不良情绪、劳累、失眠、高盐饮食等，都可能促使梅尼埃病的复发。患者需要从这些细节着手去预防，而不是仅仅依靠药物。

Q: 手术治疗梅尼埃病，需要住院吗？手术后还有什么注意事项？

常用的手术方式包括内淋巴囊减压术、三个半规管阻塞术、前庭神经切断术等。这些手术通常都要在手术室并在麻醉下进行，所以需要住院治疗。但是耳朵的手术也不用把耳朵割开，只有一个小的刀口就可以，不影响美观。住院后首先要进行常规的术前检查和耳鼻喉科检查，一般需要 1 ~ 2 天的时间，手术 7 天后进行伤口拆线，然后就可以出院了。

手术并不是治疗的结束，梅尼埃病的治疗是一个综合的治疗，出院后要调整生活方式，规律作息，避免不良情绪、压力等诱发因素，减少盐分摄入，避免咖啡因制品、烟草和酒精类制品的摄入等。在术后有时还要同时使用倍他司汀等药物来辅助治疗，如果伴发偏头痛还可以使用氟桂利嗪等口服药物。

Q: 内淋巴囊减压术后第一年不怎么头晕，但是最近又开始晕了，怎么办？

若做完内淋巴囊减压术后头晕控制良好，说明手术治疗有效。若一年后又开始头晕的话，首先要对头晕的性质进行评估，看是梅尼埃病引发的眩晕，还是其他疾病引起的晕。

梅尼埃病常会有伴发的疾病，最常见的就是前庭性偏头痛。前庭性偏头痛是梅尼埃病最生动的模仿者，如果出现前庭性偏头痛引发的晕，那么除了去除诱因，还可以适当使用药物对眩晕进行控制。

如果经过评估发现还是梅尼埃病引发的眩晕，那么可以再次进行内淋巴囊减压术。因为有少部分患者会在术后一段时间内淋巴囊表面再次纤维性粘连或骨化，这样的患者再次行手术后还会有效，或者在听力较差的情况下进行三个半规管阻塞术等。

Q: 治疗梅尼埃病有一次性"去根"的手术吗？

常用的治疗梅尼埃病的手术分为保守性手术和破坏性手术。内淋巴囊减压术就是保守性手术，如果把内耳想象成一个蓄水池，它就是给蓄水池修个排泄管道，把里面积的水放出来，这种对患者的损伤比较小，对听力的影响也比较小。前庭神经切断术及迷路切除术就是典型的破坏性手术，即把整个蓄水池破坏掉，不让它存水了。虽然在这种情况下头晕被控制得不错，但是耳朵的听和平衡功能都没有了，损失不小，有时不值得。医生肯定会根据患者的情况，选择最适合患者的手术方案。

Q: 梅尼埃病患者行手术治疗可以同时提高听力吗？

梅尼埃病是耳朵这个蓄水池积的水太多了，里面的神经细胞都受压而损伤了，既引起头晕，也导致听力不好。医生通过手术把里面多余的积水放出来，有些受压轻的患者，听力会有一定的恢复；但若细胞、神经已被压死，即使做了手术，听力也难以恢复。

如果听力影响生活，部分患者可以选择助听器。若听力特别差，重度或极重度听力下降的患者，在眩晕得到控制后可以考虑进行人工耳蜗植入术来恢复听力，改善患者生活质量。

Q: 梅尼埃病患者耳鸣得厉害，能手术吗？

耳鸣虽然是梅尼埃病的一个症状，但是还可能有别的原因引起耳鸣。所有梅尼埃手术的主要目的是解决眩晕的问题，毕竟眩晕比耳鸣更加影响患者的生活。虽然手术不是为了解决耳鸣的问题，但是随着术后病情的改善，许多患者确实感到耳鸣发生变化，甚至减轻。即使手术后没有立刻改善，只要眩晕不再发作，经过其他治疗，耳鸣应该也会逐渐减轻。

第四节

前庭性偏头痛

Q: **头晕三天两头发作，是不是梅尼埃病病情加重了？**

有的梅尼埃病患者一开始一年也就犯几次，每次睡一觉就好了，但是后来犯病频繁，头晕得厉害，每次都得躺一天，怀疑自己的病情变严重了，于是来就医，结果却诊断出别的病。

以前对梅尼埃病的诊断有很多误区，不仅患者的认识有问题，医生的认识也有问题。目前随着对该病认识的加深，我们可知道梅尼埃病的发病机制是内耳积水，需要一定的时间来完成积水这个过程。

如果是三天两头的晕，甚至每天发作，这种情况可能不是梅尼埃病复发了或变得严重了，而是有可能出现了另外一种病——前庭性偏头痛。这是一种可以以头晕为主要表现的疾病，有的人是头痛，连带有头晕；有的人是年轻的时候头痛，年纪大了之后头痛没有再发作，反而出现了头晕；也有的人，从来没有出现过头痛，只表现为头晕。所有这些情况，都可能是前庭性偏头痛的表现。

Q: 患者十几岁的时候头痛好了，五十多岁后头晕，医生询问患者母亲是否头痛，为什么？

有些五十多岁绝经后的患者因头晕就诊时，可能会被医生询问"年轻的时候有没有头痛"或"患者的母亲有没有头痛史"。如果回答是，这可能是头痛带来的头晕，叫前庭性偏头痛。

这个病太值得说一说了。国际上 1999 年认识这个疾病，但是国内直到近几年才开始关注这个病。这个病女性多，表现就是年轻时反复头痛，一累就头痛，晕车，不能玩秋千、过山车，年龄大一些生了小孩后，头痛就少一些，年龄再大一些，尤其是绝经以后，头痛就基本不犯了，但开始反复头晕。也有一些患者，年轻时就反复头痛，反复头晕，有时头痛和头晕一起发生，有时不一起发生。目前认为头晕是头痛引起的，只要好好治疗头痛，头晕就不会犯。

Q: 什么是偏头痛？是一侧头痛吗？

偏头痛可不仅仅是一侧头痛，40% 的人是两边头痛。偏头痛的疼痛的出现是一种神经源性炎症。

大家对炎症不陌生，细菌感染，或者被挤压的手指，都会出现红、肿、热、痛的表现。炎症都和血管扩张有关，所以才会出现红、肿、热的表现。

什么是神经源性炎症？大家可以把神经想象成电线，如果神经受的刺激太多了，就像电线，开始滋滋啦啦冒火星，就要烧坏了，偏头痛就是这样。当接收的刺激太多了，脑袋里的神经就烧到发炎了，于是就开始头痛。一般休息一下，减少刺激，慢慢就好了。

Q: 患者母亲有头痛史，患者不头痛，但是晕车、不能玩秋千，是前庭性偏头痛遗传导致的吗？

虽然偏头痛的密码在出生时就植入了，但是不同的年龄段表现有很大不同，就像儿童期可能头痛不是主要表现，而是表现为经常呕吐，或有严重的晕车，再有就是很多人会主诉小时候不能玩秋千、过山车这些活动，还有去超市、看排架的东西时会感觉不舒服，甚至看到理发店门口旋转的转筒也会感觉不适，但是一直没有头痛，在一定诱因下才会出现头痛。

没有头痛不表示不是偏头痛体质，只是头痛还没表现出来而已。当有那些相关症状，尤其是姐姐、妹妹或者妈妈、阿姨都曾有类似的症状时，就要考虑自己可能也是偏头痛体质的人，只不过每个人表现不同。

Q: "漂浮的女人"是什么意思？

一天的门诊中，一般至少有 10 位女性患者头痛、头晕，有时还有耳鸣。而且她们的头痛和头晕往往不同时发生，一般来说都是青春期或者几年前头痛过，最近几年才开始头晕或者耳鸣。再追问她们的家族史，妈妈、姐妹都有相似的症状，或者头痛，或者头晕，但是又不完全一样。而且她们自己头晕的形式也复杂多样，有时只是轻微忽悠一下；有时却是严重的天旋地转，起不来床；有时感觉昏昏沉沉，走路像在漂浮，因此，医生有时把她们叫作"漂浮的女人"。

这些"漂浮的女人"很多都是头痛引起的头晕。关于这个病，中国台湾赖仁淙教授有一本专门介绍这个病的书籍——《过敏的大脑》，感兴趣的患者不妨读读。

Q: 人为什么会有偏头痛这种机制呢?

我认为偏头痛是一种进化优势。有学者认为只有 10% 的人群具有这种偏头痛基因编码,这部分人群具有高度敏感的大脑,一方面可以感知到正常大脑不能感知的东西,对自身来说是一种保护,可以使人规避风险;另一方面,当过度的刺激可能危害大脑时(过度的劳累、熬夜、过度的情绪负担),就可能触发偏头痛的发生,这时他们就不得不停下来休息,不得不停止这些危害身体健康的行为,因此对身体反而是一种保护。例如,偏头痛患者多半会怕强烈的光线,就会有意避免,防止晶状体老化。

在当今社会,各种电子产品、生活工作的高压、情绪的波动,都无时无刻不在刺激我们的大脑,我们也需要有这样一种"监管"机制来监督我们的行为,约束我们的行为,不至于任意放纵,以致引发很多严重疾病。或许这些偏头痛体质的人,才能更好地生存下来。

Q: 得了梅尼埃病、偏头痛,应该注意什么? 怎么预防其发作?

许多患者问:"我的头痛发作是压力太大了引起的,还是手机玩多了引起的?""熬夜、出差、生气、着急会引发这个病吗?"

到底梅尼埃病和偏头痛的发作和什么有关,确实有时让人难以理解。上一次发作可能是加班,但是这次连续加了几天班也没事。有时吃了一大块巧克力也没有任何问题,有时只是尝了一口就出现症状。大家一定要明白,偏头痛的发生一定是多因素作用的结果,单个因素的战斗力一般来说没有那么强,都是多个因素，如压力、情绪、睡眠、激素水平、饮食等累积到一起，才会发病。如果最近压力大，睡得不好，适逢月经期，喝了一小杯咖啡，就可能会发病，但是状态好的时候，喝一大杯可能都没有问题。因此好好认识该病，做好自我管理非常重要。

Q: 头晕时吃止晕药，越吃越晕是怎么回事？

头晕常常是一侧的内耳平衡器出现小故障，这时需要正常的健侧平衡器来"制衡"，加上平衡中枢启动危机代偿机制，才可调整并维持平衡。吃了止晕药就是将健侧平衡器关掉，当然会越吃越晕。记住，晕眩患者不能长期吃止晕药，一定要找到病因，并且好好做康复练习。

Q: 医生让尽量做些练习，可是一动就晕，怎么办？

在很久以前，我们的祖先和狮子、老虎一起生活在丛林中，如果头晕了一直起不来，不能迅速逃跑躲避风险，就很有可能会被狮子、老虎吃掉。在这种生死攸关的严峻形势下，人类锻炼并逐渐进化了平衡功能。那时的祖先也没有多种多样的止晕药，他们或者奔跑，或者被老虎吃掉，于是在奔跑中头晕逐渐好转，这也是机体给我们的一个重要修复功能，就是平衡的代偿功能。

现在医疗保健逐渐完善，生活水平提高了，大家对疾病重视了，头晕了就赶紧休息，任何动作都又慢又轻，而且大把用药，这些对头晕的特殊关照反而影响了正常的平衡代偿功能，阻碍了头晕的好转。所以，建议患者在能忍受的情形下，尽量坚持多做些练习。

第三章

最常见的耳病：慢性化脓性中耳炎

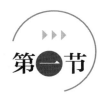

第一节

慢性化脓性中耳炎的概况

Q: 什么是慢性化脓性中耳炎？

慢性化脓性中耳炎是我们日常生活中经常会见到的一种疾病，简而言之就是中耳感染发炎，甚至化脓了，它可能会侵犯中耳黏膜、骨膜，甚至骨质。它是慢性中耳炎的一种，也是最常见的一种。这种疾病的主要表现为耳流脓、听力下降等，检查时会发现鼓膜穿孔，急性感染时中耳腔和外耳道内会有脓性分泌物。临床上也有一些患者可能幼年时曾经发病，留有鼓膜穿孔，但无特殊症状，直到某一次进水后耳朵流脓或查体时才发现。

Q: 慢性化脓性中耳炎严重吗？

很多人认为慢性化脓性中耳炎并不是什么严重的疾病，流脓时只要吃点药、点点滴耳液就可以治好。的确大部分患者发病时可以通过消炎药控制症状，但这并不能解决根本问题，还可能反复感染、流脓。有时患者用药难以控制症状，这可能是由于长期用药出现了耐药，或中耳乳突腔内有不可逆病变，需要进行手术。当进一步发展无法控制时，可引起颅内、颅外的并发症，出现脑膜炎、脑脓肿等严重疾病，甚至威胁生命。

Q: 慢性化脓性中耳炎是什么原因引起的?

急性中耳炎迁延不愈或感染的细菌的毒力过强是慢性化脓性中耳炎最为常见的病因。

如果鼻咽有病变、鼻窦炎或肿瘤放疗等其他原因影响耳朵的通气管——咽鼓管,造成积液性中耳炎、鼓膜穿刺或置管伴发感染,也可形成慢性化脓性中耳炎。

机体抵抗力下降、免疫力低下的患者(如白血病患者)更容易使急性中耳炎演变为慢性化脓性中耳炎。

此外,外伤造成的鼓膜穿孔若后期出现感染,也可以形成慢性化脓性中耳炎。

Q: 哪些人更容易得慢性化脓性中耳炎?

幼儿:幼儿相较于成人,咽鼓管更为短、平,鼻腔的感染容易逆流至耳朵引发感染。因此不建议幼儿躺着吃东西,容易逆流发生慢性化脓性中耳炎。

免疫力低下的人:容易发生急性中耳炎,急性中耳炎治疗不及时可迁延为慢性化脓性中耳炎。

Q: 慢性化脓性中耳炎和外耳道炎有什么区别?

虽然慢性化脓性中耳炎和外耳道炎都有耳道流脓的现象,但他们本质上是不一样的。

外耳道炎往往是外耳道的感染性病变,耳道红、肿、热、痛的现象更为明显,而慢性化脓性中耳炎虽然也会有耳痛的情况,但更主要的症状是耳道流脓。耳科检查会发现外耳道炎患者外耳道一般充血肿胀，而慢性化脓性中耳炎患者则在清理脓性分泌物后会发现鼓膜上的穿孔。

Q: 慢性化脓性中耳炎与腮腺炎如何鉴别？

慢性化脓性中耳炎是中耳的炎性疾病，主要表现为耳部流脓及听力下降，耳部检查可以发现耳道内潮湿或分泌物，并有鼓膜穿孔。

而腮腺是唾液腺之一，分布在耳周，主要是在耳垂前下方，腮腺炎主要表现为耳周肿胀疼痛，腮腺 B 超可以发现腮腺肿大。

Q: 慢性化脓性中耳炎有什么表现？

（1）耳流脓。这是临床上最常见的一个表现，流脓可为间歇性或持续性，急性感染时会出现流脓或脓液量增多，脓液可为黏液性、黏脓性、脓性。

（2）听力下降。这是慢性化脓性中耳炎的另一个常见症状，早期可不明显，随着病程的发展，听力损失程度会加重。早期是传导性聋，可以通过手术等方式改善，随着疾病进展，细菌毒素进入内耳会损伤内耳毛细胞，造成骨导下降，即感音性听力损失，形成混合性聋。

（3）耳鸣。部分患者有耳鸣，可能与感染后毒素进入内耳有关，也有一些与穿孔和脓液的蓄积有关。除了以上症状，当出现眩晕、呕吐、剧烈头痛、发热等症状时，要考虑到是否可能发生并发症，应立即前往医院就诊治疗。

Q: 耳膜破了怎么办？还能长上吗？会不会聋了？

当不小心出现外伤性鼓膜穿孔时，有可能会出现耳闷和一定程度的听力下降，但并不是完全听不到声音。

患者于医院就诊并明确鼓膜穿孔后首先要注意几点：耳内要保持干燥、不要进水、不要滴滴耳液，避免感染，这样一部分穿孔是有自愈的可能性的。观察一段时间后，如果穿孔过大不能自行愈合，还可以通过手术进行修补。

Q: 为什么会鼓膜穿孔，怎么预防？

鼓膜会因为各种原因出现损伤及穿孔，一些常见的穿孔原因有：①外伤，如掏耳朵过深或掏耳时被他人碰撞；②外界气压剧烈变化而耳内气压无法快速跟着改变，如坐飞机起飞或下降时、潜水时、音爆（巨大的爆震声）时；③感染，如急性中耳炎，细菌等病原体感染后造成耳内积脓，脓液从鼓膜薄弱处破出形成鼓膜穿孔。如果急性中耳炎迁延不愈或病原体毒力过强可转换为慢性中耳炎，遗留鼓膜穿孔。

预防鼓膜穿孔，就要避免自行掏耳等行为，避免外界气压剧烈变化的环境，避免感冒时坐飞机、潜水等。当出现急性中耳炎时，应及时就诊，及时治疗，避免感染加重形成穿孔。

Q: 慢性中耳炎引起的鼓膜穿孔能自愈吗？

慢性中耳炎引起的鼓膜穿孔一般不太容易自愈，只有一小部分人的急性炎症得到控制后穿孔可以自愈。大部分慢性中耳炎患者持续性或间歇性的耳朵流脓、穿孔不易自愈。这时可以考虑通过手术清除病变并修补穿孔的鼓膜。

Q: 慢性中耳炎有永久性听力下降的风险吗?

慢性中耳炎有永久性听力下降的风险。慢性中耳炎早期会出现传导性聋，由于鼓膜穿孔、鼓室内脓液及听小骨周围的病变，会影响中耳对声音的传导和放大作用，导致传导性聋。但慢性中耳炎长时间的慢性炎症、反复感染，细菌及病毒的毒素会侵入并损害内耳，使感音神经细胞受损，从而导致混合性聋，随着时间延长，听力可能会越来越差。

Q: 慢性化脓性中耳炎的颅外并发症有哪些?

慢性化脓性中耳炎的颅外并发症如下：

（1）耳后骨膜下脓肿，当中耳感染化脓时，乳突腔内蓄积的脓液可能经乳突外侧骨板溃破处流入耳后乳突骨膜下方形成脓肿。

（2）颈部贝佐尔德脓肿，乳突内的脓液经乳突尖破溃后流出，在胸锁乳突肌和颈深筋膜中层之间形成脓肿。

（3）迷路炎，炎症进入内耳导致迷路炎，会出现眩晕、呕吐、恶心、听力下降等症状。

（4）周围性面神经麻痹，面神经受到炎症影响，出现面瘫。

Q: 扁桃体发炎会导致中耳炎吗?

扁桃体发炎是有可能引起急性中耳炎的，扁桃体发炎是上呼吸道感染，可能为细菌及病毒感染。扁桃体的炎症状况可能会影响邻近的器官，病原体能通过鼻咽部的咽鼓管逆行到达中耳，从而引起中耳炎。患者可出现耳朵疼痛、耳鸣及听力下降等中耳炎症状，此时需要积极地进行抗感染、通畅引流治疗。

Q: 为什么会有胆脂瘤？

胆脂瘤是上皮角化物脱落无法正常排出而形成的团块物，它不是真正的肿瘤，但具有一定肿瘤的特性，会对周围骨质及结构造成破坏。

先天性胆脂瘤多是在发育过程中外胚层残留或胎儿羊水内的上皮细胞进入中耳腔造成。

后天性胆脂瘤分为后天原发性胆脂瘤和后天继发性胆脂瘤：后天原发性胆脂瘤主要是内陷袋形成，上皮碎屑堆积，不能排出，最后形成胆脂瘤；后天继发性胆脂瘤是上皮细胞通过鼓膜穿孔边缘移行进入中耳形成，外伤或手术导致的鳞状上皮细胞种植于中耳腔也可形成。

Q: 中耳炎会引发头疼吗？

急性化脓性中耳炎或慢性化脓性中耳炎急性发作的时候，脓液的刺激可能会造成耳痛及头部的放射性疼痛。此外，更为危险的是发生颅内并发症。我们知道中耳乳突腔的顶壁是颅底骨质，而颅底骨质以上就是脑组织，当病变或炎症导致颅底骨质部分缺损时，中耳腔的细菌通过缺损的骨质或血管进入到颅内，可引起颅内炎症，刺激硬脑膜，进而引起头疼的症状。

Q: 为什么中耳炎患者会耳鸣?

中耳炎可能会引起耳鸣，疾病开始时诱发的耳鸣，可能是鼓膜穿孔、鼓室积脓等造成的，这种一般表现为低调耳鸣。部分慢性化脓性中耳炎的患者由于细菌或病毒的毒素进入并损伤内耳，可能会诱发高调耳鸣，这种耳鸣即使治疗，甚至手术治疗也很难缓解。

慢性化脓性中耳炎的诊断与治疗

Q: 慢性化脓性中耳炎通常怎么治疗？

慢性化脓性中耳炎主要的治疗方式包括保守治疗及手术治疗。

保守治疗包括：①让脓液通畅引流，避免并发症发生，因此在外耳道内最好不要使用粉剂药物，以免堵塞；②口服抗生素治疗，如果效果欠佳，需要进行细菌培养，明确敏感药物。最好减少局部使用抗生素，如耳内滴抗生素滴耳液等，容易产生耐药菌或发生真菌感染。

手术治疗，很多慢性化脓性中耳炎患者长期迁延不愈，使用保守治疗方法不能够达到较好的治疗效果，此时需要进行手术治疗，包括清除不可逆病变组织、通畅引流、重建鼓膜等。

Q: 慢性化脓性中耳炎用什么药效果好？

慢性化脓性中耳炎急性发作时，可以用药物治疗。一般根据感染菌的不同应用不同抗生素。

慢性化脓性中耳炎最常见的感染菌为金黄色葡萄球菌及铜绿假单胞菌，可以选择的抗生素包括头孢、喹诺酮等；如果效果不好，可以取分泌物进行培养并进行药敏试验，选择敏感抗生素。

如果慢性化脓性中耳炎药物治疗无效，则需要尽快进行手术治疗，以免症状加重而造成不可逆转的损害。

Q: 慢性化脓性中耳炎能根治吗?

慢性化脓性中耳炎的患者在炎症得到控制后，流脓停止，小的鼓膜穿孔有可能自愈。但如果穿孔没有愈合，那么就应该积极进行手术治疗。

手术治疗慢性化脓性中耳炎的效果是非常好的，通过清除耳内病变组织，修复鼓膜穿孔，能够使耳朵保持干燥，通过听力重建可以尽可能改善听力，这样可以根治慢性化脓性中耳炎。

Q: 如何判断慢性化脓性中耳炎的严重程度?

判断慢性化脓性中耳炎的严重程度，要综合评估患者的症状、体征、听力及影像学检查结果。如果是单纯鼓膜穿孔，病变局限在鼓室黏膜，听小骨无破坏结果。乳突 CT 无明显异常，这种病变一般较轻，需要在干耳后尽早行手术治疗修补鼓膜。

如果慢性化脓性中耳炎反复发作、不断流脓，炎症向骨质侵犯，病情会逐渐加重，耳朵长期处于流脓或潮湿状态，听小骨可能被炎症、肉芽等破坏或硬化固定，此时听力明显下降，根据乳突 CT 可以了解病变范围。

该病一旦发生颅内外并发症会进一步加重病情，侵及内耳出现感应神经性耳聋和眩晕，侵及面神经出现面瘫，炎症入颅可引起脑膜炎、脑脓肿、脑疝等，严重时危及生命。

Q: 如何判断自己是不是有慢性化脓性中耳炎？

慢性化脓性中耳炎的主要症状是反复出现的耳朵流脓，伴有听力下降，部分患者可能没有耳朵流脓表现，但有耳朵闷胀、听力下降等症状。若要明确是否有慢性化脓性中耳炎，患者最好还是到医院去进行及时检查，医生会对患者进行电耳镜检查，观察鼓膜情况。如果鼓膜有穿孔，就可以诊断是慢性化脓性中耳炎。

Q: 慢性化脓性中耳炎患者什么时候需要及时就医？

其实所有的慢性中耳炎患者都需要就医诊治，尤其是部分慢性化脓性中耳炎患者一感冒、一"上火"，耳朵就流脓、流水，反反复复的，听力还不断下降，这种就更需要及时就医了。

Q: 慢性化脓性中耳炎患者需要做哪些检查？

慢性化脓性中耳炎患者就医时，医生会详细询问病史，进行耳科专科检查，通常包括耳郭、外耳道及鼓膜的检查，必要时会进行耳内镜的检查以明确病情。有的患者可能需要听力学（纯音测听、声导抗等）和影像学检查（CT 或 MRI）。

Q: 慢性化脓性中耳炎同时有鼓膜穿孔怎么治？

慢性化脓性中耳炎的治疗方法包括保守治疗（局部、全身药物治疗）和手术治疗。

通常急性中耳炎发作时需要全身应用抗生素，有鼓膜穿孔时可以酌情局部使用抗生素滴耳。

对于慢性化脓性中耳炎存在鼓膜穿孔时则应考虑手术治疗。

Q: 中耳胆脂瘤是耳朵长了肿瘤吗？怎么治？

不用担心，耳科医生常说的中耳胆脂瘤不是真正的肿瘤，只是产生角质蛋白的鳞状上皮在中耳腔内堆积而成，并不是那种一般意义的肿瘤，但是也不能轻视。

胆脂瘤会腐蚀破坏周围的结构，有时患者会听到医生说胆脂瘤把周围的骨头"吃了"，就是这个原因。医生一旦发现患者长了中耳胆脂瘤，通常会建议患者进行手术治疗的。

慢性化脓性中耳炎的手术治疗

Q: 慢性化脓性中耳炎需要动手术吗？手术是全身麻醉还是局部麻醉？

很多慢性化脓性中耳炎患者长期迁延不愈，使用保守治疗方法不能够达到较好的治疗效果，此时需要进行手术治疗，包括清除不可逆病变、通畅引流、重建鼓膜及听力重建。通常慢性化脓性中耳炎的手术是需要全身麻醉（简称全麻）的，但若患者存在明确的全身麻醉的禁忌证，可以考虑局部浸润麻醉。

Q: 鼓膜穿孔可以不修补吗？修补好的鼓膜会再次穿孔吗？

当鼓膜存在穿孔时，原本处于封闭状态的中耳腔向外耳道开放，增加了感染的机会。同时由于穿孔的存在，中耳腔内气压垫的作用消失，更容易发生经咽鼓管的逆行感染。所以发生鼓膜穿孔还是应该做手术修补的。

通常手术可以治好慢性化脓性中耳炎和穿孔，但是如果该病的易患病因素不去除，当然还有可能再次患慢性化脓性中耳炎，严重的可能会导致再次穿孔。

Q: 慢性化脓性中耳炎手术有哪些并发症？

慢性化脓性中耳炎手术有很多可能会发生的并发症，不过一般发生的概率都不高。其常见的并发症包括全身麻醉引起的麻醉意外，麻醉药过敏，术后各种感染，术中、术后出血，听力下降或全聋，暂时性或永久性面瘫，单侧味觉减退鼓索神经损伤术后，继发胆脂瘤，外耳道狭窄或闭锁，脑脊液耳漏，颅内感染等。

Q: 慢性化脓性中耳炎手术风险大吗？

手术是否成功和很多因素有关，如本身的病变程度，重的肯定比轻的难恢复；如医生的经验，有的医生经验丰富，成功率要高一些；还有就是患者的配合，不是出了手术室就完全好了，还需要 3 ~ 6 个月的恢复时间，且差不多每月一次的复查。术后好好按照医嘱复查，有问题及时解决，可以大大提高成功率。

总的来说，这项手术还是比较安全的，虽然手术前医生和您谈的相关并发症比较多，但是发生率都不高。

Q: 慢性化脓性中耳炎手术需要住院吗？手术后多长时间可以上班？

慢性化脓性中耳炎手术需要住院，而且需要全身麻醉，手术前患者要尽量保证休息，不要着凉感冒，避免呼吸道感染。如果患者有高血压、高血糖，一定要调整好。该手术不用把耳朵割开，只是切开一个小的刀口。

住院开始要进行 1 ~ 3 天的检查。根据病情，一般手术时间在 2 ~ 4 小时。手术后 7 天拆线出院，再过 5 天抽纱条。如果工作忙，一般抽了纱条就可以上班了。

Q: 慢性化脓性中耳炎手术后还有什么注意事项?

手术后要注意继续控制好血压、血糖；耳部及切口尽量避免沾水而引起感染。术后 6 个月内尽量避免坐飞机出行，避免剧烈活动。最重要的是出院后一定要按时服药，定期复查。

Q: 医生说手术后的听力不一定100%能提高，这是为什么?

慢性化脓性中耳炎手术后的听力由很多种因素决定，不是每个手术都可以使听力提高，部分患者可能听力无改善，还会有少数人听力反而会下降。因为手术是为了把病根去除干净，保住性命。有时为了把病根去除干净，就可能要牺牲掉一点听力。当然，随着医生技术水平越来越高，手术效果也会越来越好。

只要炎症的病根去除干净了，如果听力真的不能满足需要，还可以使用助听器或者人工耳蜗，也能很好地解决听力问题。

▶▶▶ 第四章

关于耳蜗植入

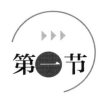

第一节

听力测试

Q: 听力测试单上的符号是什么意思？

大家不用管测试结果单上为什么有的是红色、有的是蓝色，为什么有的是圆圈、有的是叉叉，这只是约定的符号而已。大家只需要知道所有的符号的值如果都在 0 ~ 20，那么听力就是正常的。

听力图上任何一条线或一个点在 25 分贝以下，就表示有不同程度的听力下降，就有必要到正规医院看看。

Q: 什么是纯音测听？这个报告怎么看？为什么每次来医院复查都要做这个检查？

纯音测听简单来说就是测试患者在安静环境下能听见的最小声音，包括气传导和骨传导。其最主要的目的是了解患者的听力较正常人差多少，正常人的听力在 25 分贝以内（包括 25 分贝）。横坐标是纯音的频率。纵坐标是声音的大小。"○"表示的是右耳的气导。"×"表示左耳的气导，并不是代表不好的意思。圈圈和叉叉连起来的曲线就是患者的听力情况。曲线越往下说明听力损失越多，医生通过这个检查来判断患者听力损失的类型。

这项检查是主观性的，对于听力有问题的患者是动态性的，在进行各种治疗后听力会有所改变，重新测试才能评估患者当时的听力情况，医生才能为患者调整更好的治疗方案。

Q: 孕妇可以做纯音测听吗?

纯音测听这项检查没有任何辐射，孕妇和儿童都不用担心。测试的小屋子只是隔音室，用于隔绝外界声音的。

Q: 纯音测听是两个耳朵同时听吗? 怎样反应是对的?

纯音测听为单耳测试，且先测较好的耳朵，所以只要一边耳朵听到一点点就要反应，不要等听得特别清楚了才反应。

这个检查是要测您能听见的最小声音，所以会觉得有些声音似有似无，听力师会反复测试，以确保结果的准确性。通常以对给声次数的 50% 能做出反应为准，所以有几次没按，也完全不用担心。

如果觉得按压手柄比较困难，也可以告诉测试的医生，改成举手、点头，或者回答"有无"。

Q: 声导抗是检查什么的? 测试过程中有时特别吵，觉得很震，会不会损伤耳朵?

耳朵里有一个薄薄的耳膜，耳膜只有 0.1 毫米。这么薄的耳膜有一定的弹性，是可以轻微动的。因此在外耳道给这个耳膜一点压力，看看它能不能动可以判断耳膜有没有问题。如果耳膜破了，有穿孔了，就不会动了。

这项检查还有一部分，就是给一些比较大的声音，看看耳朵有没有保护反射。人的耳朵很精巧，当听到小的声音时，会努力放大；当听到很大的声音时，又会努力缩小，免得损伤内耳的重要结构。声反射就是测试这个功能的，虽然有时声音有点大，但是时间很短，不用担心损伤耳朵。测试过程中会听到一种或多种音调且声音可能会过大，不要咳嗽、交谈、吞咽，否则会影响测试结果。

Q: 听力测试结果提示不正常，不同患者的听力图完全不一样，分别代表什么问题？

如果听力图是两条线分开了，只有上面一条线在 0 ~ 20，下面这条明显下降了，这就是传导性聋。遇到这种图，大部分是外耳或中耳的问题，如耳屎堵了、发生中耳炎了，以及中耳的肿瘤等。

如果两条线都一起下来了，就是神经性聋，一般表示内耳出了问题。

如果中耳和内耳都有问题，就是混合性聋。

耳蜗植入

Q: 刚出生的小宝宝听力筛查没有通过，接下来应该怎么办？

刚出生的小宝宝，因为耳道和中耳里可能有羊水，有可能影响筛查的结果，所以如果第一次筛查不通过，不用特别担心，42天再去复查，羊水差不多就吸收了，大部分就通过了。如果还没有通过，一定要尽早咨询相关专业人员。早期发现问题，早期进行干预非常重要，越早干预，和正常孩子之间差距就会越小。

如果确诊确实有问题，父母心理和情感上会有巨大的震荡，如震惊和极力否认。这些都是正常的反应，但是无论如何，要尽快接受这个事实，这样才能理智地为孩子选择最合适的治疗。可以咨询其他患儿家长，相同的经历和感受能够给父母提供更多的心理支持，也能提供更多有益的建议。

Q: 孩子刚刚检查出先天性耳聋，是否需要进行人工耳蜗植入术？

人工耳蜗或"仿生耳"是高科技的奇迹。它是一种特殊的声—电转换装置，其工作原理是将环境中的声音信号转换为电信号，将电信号通过植入的电极传入患者耳蜗，刺激耳蜗残存的听神经，从而产生听觉。就相当于耳朵里的芯片有问题了，咱们换一个电子芯片。

当然，不是所有耳聋患者都能行人工耳蜗植入术。人工耳蜗替换的只是电话机，如果电话线，即听神经出现了问题，人工耳蜗是无能为力的。这些都需要专业医生进行判断。

Q: 人工耳蜗植入术应该什么时候做?

刚出生就耳聋的孩子，叫作语前聋，植入越早，效果越好，植入年龄通常为 12 个月到 6 岁。如果是 6 岁以上的儿童或青少年则需要有一定的听力言语基础，有助听器佩戴史和听觉言语康复训练史。

Q: 为什么一出生听力就不好的孩子不会说话?

孩子一出生就有听力，可以一边听，一边学习说话；所以如果孩子听不见，也就不会说话，因此聋哑经常一起出现。

听觉发育的关键期是两岁以前，在这一时期缺少听觉刺激的孩子，以后学习语言会有困难。从 2 岁到 7 岁，大脑学习发声和构成语言的功能逐渐退化，这时再学习语言就会很困难。但是孩子语言发育有很大的个体差异，上面讲的关键期是针对大部分儿童的。也有部分孩子可能有所不同，需要专业医生来进行判断。

Q: 做完人工耳蜗植入，孩子就能听到声音并说话吗?

听力正常的孩子也不是一出生就会说话的，是家长反复教，孩子反复听,才会说话的。所以人工耳蜗植入后,孩子只是会听了,但还是需要像小孩子一样,一点一点地学说话。而由于用耳蜗听到的声音和我们自然听到的声音是有区别的,语后聋的孩子还要着重进行听觉适应性训练。只有通过科学有效的听觉言语康复训练,才能达到最好的效果。

Q: 孩子双耳都是极重度聋,应该对一个耳朵进行耳蜗植入还是两个耳朵都要进行?

在经济条件允许的情况下,肯定是双耳植入效果更好。我们人类存在双耳自然有其意义。经研究发现双耳植入可以改善声源定位功能,还能提高在安静和背景噪声下的言语理解能力,有助于获得更自然的声音感受,促进听觉言语和音乐欣赏能力的发展。患者可以选择双侧同时植入或顺序植入,而顺序植入两次手术间隔越短,越有利于术后言语的康复。

Q: 电子耳蜗一般多少钱? 寿命多长?

电子耳蜗型号不同,价钱也是不相同的。一般国产耳蜗5万~8万元,进口耳蜗10万~30万元。耳蜗的寿命一般被认为是15~20年。如果保护不当损伤耳蜗,就会减少其使用寿命。佩戴耳蜗的确需要经常更换电池,一般平均一天一粒纽扣式电池。如果不及时更换电池,那么就会影响患者的听力和耳蜗使用效果。

Q: 电子耳蜗需要经常做手术更换吗？

在耳蜗损坏前不需要经常做手术，即便是较早期型号的耳蜗也可以通过软件升级来满足使用，耳蜗寿命为 15 ~ 20 年，因此只有当耳蜗因为使用不当而损坏或寿终正寝时才需要手术进行更换。但也有很多患者在 10 年左右时选择重新植入更新型号的耳蜗。

Q: 做完耳蜗手术后需要注意哪些事项？

除非一些必要的注意事项，大多数人工耳蜗使用者的生活可以和一般人无异。

植入者进行体育运动时，要注意避免进行存在身体碰撞的活动，如打篮球、踢足球等。进行各项运动时应先收好长线及言语处理器，并使用包装袋妥善保管耳蜗。进行骑自行车、骑马等运动时应戴上正规合格的头盔等器具保护耳蜗。

在日常生活中，静电的干扰有时会造成耳蜗言语处理器中的程序丢失，这个可以前往医疗机构进行恢复。造成植入体损坏的情况比较少见，不过在玩滑塑料滑梯时可能会损坏耳蜗，因此孩子进入游乐场玩耍时建议取下言语处理器；另外，在冬季容易产生静电时，建议先触碰他人身体或金属物件放电。

人工耳蜗使用者难免遇到生病就医的情况，在必须进行磁共振成像检查时，最好先咨询医生，有些耳蜗可以接受特定型号磁共振仪器进行的成像，检查前需取下体外言语处理器。如果还有什么特殊的情况，一定要咨询专业医生。

▶▶▶ 第五章

一种常见鼻部疾病: 慢性鼻窦炎伴鼻息肉

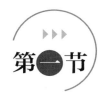

慢性鼻窦炎伴鼻息肉概况

Q: 鼻窦的位置和功能

鼻窦是鼻腔周围颅骨中的一些含气空腔，左右各 4 对，根据所在颅骨的部位命名，包括上颌窦、筛窦、额窦和蝶窦。鼻窦空腔的出现减轻了头颅重量，从而使得头部运动更为灵活；增加了鼻部呼吸区的黏膜面积，使得吸入鼻腔的空气得到充分加温、加湿，以免吸入气体太过干燥而对下呼吸道产生刺激；而且，鼻窦对喉部发出的声音能起到共鸣作用，使其更为悦耳。

Q: 慢性鼻窦炎一般有什么表现？

鼻窦炎是鼻窦黏膜的炎症。慢性鼻窦炎病情迁延不愈，病程时间较长，超过 12 周，是鼻窦黏膜炎症持续的表现。慢性鼻窦炎通常表现为鼻腔黏膜的肿胀、充血，甚至流脓。患有慢性鼻窦炎的患者往往会出现鼻塞、流脓涕的临床表现，鼻塞严重可导致头痛；鼻还有嗅觉功能的作用，炎症刺激下会影响嗅觉导致嗅觉减退，甚至丧失。鼻窦与大脑、眼睛、耳相邻，炎症较重时会导致这些邻近结构出现症状，比如，可引起脑炎、脑膜炎、脑脊液鼻漏、视力下降、听力下降、耳鸣等，正所谓城门失火，殃及池鱼。

Q: 慢性鼻窦炎伴鼻息肉是什么样的病？

慢性鼻窦炎会导致黏膜水肿，高度水肿的黏膜可以形成息肉，外观形似荔枝。显微镜下可以看到组织极度水肿，其间有炎性细胞散布存在，无神经支配，仅有很少的血管分布，因此息肉没有明显痛觉也不易出血。慢性鼻窦炎伴鼻息肉的临床症状与慢性鼻窦炎表现相似。

Q: 慢性鼻窦炎伴鼻息肉是什么原因引起的？

导致鼻息肉出现的原因较多。一般认为有以下几种因素。

（1）感染因素：细菌和病毒感染致鼻窦黏膜损伤。

（2）鼻腔鼻窦解剖异常：鼻腔内存在鼻甲、鼻中隔等微细结构，如果这些结构发育出现异常，比如，各种结构相互挤压，就会导致受挤压的黏膜水肿、增生，引发炎症。

（3）过敏反应：过敏性鼻炎会出现鼻腔鼻窦黏膜水肿从而引发炎症。

（4）胃食管反流：酸性气体刺激鼻腔鼻窦黏膜引起水肿。

（5）鼻黏膜纤毛受损：经鼻留置胃管会损失鼻黏膜表面的纤毛，细菌、病毒等微生物或鼻腔分泌物不能及时被清除导致鼻窦黏膜炎症，进而引发鼻息肉。

Q: 慢性鼻窦炎伴鼻息肉的危险因素有哪些？

易使患者出现鼻息肉的原因均是鼻息肉发生的危险因素，包括细菌和病毒感染、鼻腔鼻窦发育异常、过敏性鼻炎、哮喘、胃食管反流等，这些因素均在不同程度上损伤鼻腔鼻窦黏膜，导致鼻窦黏膜炎症，引发鼻息肉。

Q: 为什么会出现鼻息肉？

鼻息肉的致病因素很复杂，目前认为鼻息肉是多种细胞因子参与的一种微环境控制下的炎症反应。过敏、感染、微环境改变、鼻腔黏膜纤毛结构和功能异常、嗜酸性粒细胞增多等都可以导致鼻息肉的产生。

Q: 吸烟会引起鼻息肉吗？

鼻腔黏膜上皮细胞多带有纤毛，这些细胞可以分泌黏液，黏附吸入鼻腔的灰尘和细菌，纤毛按一定方向摆动，将其最终排至咽喉部并咳出体外。纤毛运动和黏液分泌对呼吸道起着重要的保护作用。长期吸烟，烟草中大量的有害物质损伤呼吸道上皮细胞，导致细胞不能分泌黏液，纤毛摆动功能明显下降，从而不能将有害细菌、灰尘及时排出体外，容易导致鼻窦炎症而出现鼻息肉。

Q: 喝酒对慢性鼻窦炎伴鼻息肉有影响吗？

喝酒会加重鼻黏膜水肿，对慢性鼻窦炎伴鼻息肉有不良影响，建议戒酒。

Q: 慢性鼻窦炎伴鼻息肉会遗传吗？

该病可能会遗传。慢性鼻窦炎伴鼻息肉有家族聚集性倾向，多个基因和鼻窦炎伴鼻息肉的发生相关，有研究表明，同卵双胞胎均发生鼻息肉的风险概率接近 100%。

Q: 鼻息肉会导致耳鸣吗?

鼻腔与中耳通过咽鼓管相连。鼻腔与外界大气压相通充满空气，耳部通过咽鼓管与鼻腔相通，从而保持中耳内的大气压状态。咽鼓管起到类似于连通器的功能。鼻息肉炎症较重或息肉较大时，可引起咽鼓管炎症或堵塞，导致中耳无法换气，干扰正常的中耳功能，从而引发耳鸣。

Q: 鼻息肉会影响嗅觉吗?

嗅觉的形成一般包括三个重要因素：溴素、气流和嗅觉系统的完整。有鼻息肉的患者由于鼻息肉机械堵塞及鼻黏膜肿胀导致嗅素不能到达嗅区，引起传导性嗅觉功能障碍；长期的鼻窦黏膜炎症导致黏膜内的嗅觉神经纤维受到损伤，不能产生嗅觉神经冲动，嗅觉功能会有所下降。

Q: 如何预防慢性鼻窦炎伴鼻息肉?

对引起鼻息肉的原因尽量避免并及时治疗。

一旦出现鼻部感染，及时就医。

如合并过敏性鼻炎和哮喘，积极进行控制是预防鼻息肉的重要方法。

如鼻部出现鼻塞、流涕、嗅觉减退等鼻部症状，及时就医治疗可有效预防鼻息肉的发生。

Q: 慢性鼻窦炎伴鼻息肉能够自愈吗?

鼻息肉是鼻腔鼻窦黏膜反复炎症的结果，一般不能自愈。如果鼻息肉的产生是过敏性鼻炎所致，在过敏性鼻炎间歇期息肉可以消失。比如，春季过敏性鼻炎的患者，过敏发作期鼻黏膜水肿严重可引发息肉，待春季花粉消散，过敏性鼻炎消退后息肉亦可消失。但反复发作者最终会导致鼻息肉持续存在而无法自愈。

Q: 慢性鼻窦炎伴鼻息肉会发展成癌症吗？

慢性鼻窦炎伴鼻息肉是多种因素导致的慢性炎性病变，一般不会发展成癌症。

Q: 慢性鼻窦炎伴鼻息肉出血是癌变吗？

慢性鼻窦炎伴鼻息肉主要是慢性炎性病变，局部的炎症刺激可能会导致鼻腔黏膜破溃出血，这并不是癌症的表现。

但是若频繁鼻出血，一定要到耳鼻喉科就诊，除外鼻腔鼻窦的其他病变。

Q: 鼻息肉会变大吗？

鼻息肉本质上是高度水肿的黏膜，如果不进行干预治疗，炎症会持续存在，鼻息肉会逐渐变大，但一般生长缓慢；在并发呼吸道感染、过敏性鼻炎时鼻息肉生长较为迅速，待呼吸道感染或过敏症状得以控制后，鼻息肉也会有所缩小。

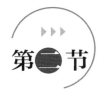

慢性鼻窦炎伴鼻息肉的诊断和治疗

Q: 慢性鼻窦炎伴鼻息肉需要做哪些检查?

首先医生会做一个简单的前鼻镜检查,较大的息肉比较容易被发现,但对息肉较小或位置较深者,往往需要做鼻内镜检查才能看清。

鼻息肉是慢性鼻窦炎的一种,需要明确具体为哪一组鼻窦发炎症,因此还需要做一个鼻窦 CT 检查。另外,鼻阻力、鼻声测量能够评估鼻塞的严重程度,嗅觉功能检查可以更精确地评估有无嗅觉减退。

Q: 慢性鼻窦炎伴鼻息肉很难治好吗?

慢性鼻窦炎伴鼻息肉病因复杂,去除病因是治疗慢性鼻窦炎伴鼻息肉的关键。多数的慢性鼻窦炎伴鼻息肉和自身免疫、遗传、过敏等因素有关,所以治疗是一个长期的过程。

Q: 慢性鼻窦炎伴鼻息肉如何治疗?

需要针对不同患者的发病因素进行全身治疗,手术治疗也是治疗慢性鼻窦炎伴鼻息肉的重要手段,但手术并不能一劳永逸,术后定期随访是防止鼻窦炎伴鼻息肉复发的重要条件。

Q: 什么药能缩小鼻息肉？

鼻息肉往往与过敏反应密切相关，过敏性鼻炎所致的黏膜高度水肿容易形成鼻息肉。因此治疗过敏性鼻炎的药物均对缩小息肉有效。

糖皮质激素能减轻炎症所致的水肿，使得鼻息肉缩小。鼻喷及口服糖皮质激素均能起到良好效果。

抗过敏药物（如氯雷他定、孟鲁司特钠）也可以减轻鼻黏膜水肿。

Q: 慢性鼻窦炎伴鼻息肉的最佳治疗方法是什么？

所谓最佳治疗方法一定是根据患者的内在发病因素进行对因治疗，不同患者的治疗方案可能会有不同。以糖皮质激素或克拉霉素为主的药物治疗，以及手术治疗和术后随访是最佳治疗方案的中心环节。

Q: 慢性鼻窦炎伴鼻息肉不治疗会怎样？

慢性鼻窦炎伴鼻息肉不及时治疗可能会导致眼眶周围感染，甚至形成脓肿，少数患者严重时会导致颅内感染。

同时有哮喘的患者，慢性鼻窦炎伴鼻息肉不治疗会加重哮喘症状并延长哮喘治疗时间。

Q: 吃药对慢性鼻窦炎伴鼻息肉有用吗？

慢性鼻窦炎伴鼻息肉是可以通过口服药物治疗的，短期口服糖皮质激素可以迅速缩小鼻息肉，缓解症状。但是口服糖皮质激素的临床疗效难以维持，可能会导致息肉的复发。

Q: 中药或中医对慢性鼻窦炎伴鼻息肉有用吗？

中医中药对鼻腔炎症的治疗有辅助作用，但是尽量不要选择使鼻子立刻通气的喷剂，这类喷剂可能含有血管收缩剂，短期使用可以接受，使用超过 1 周会对鼻黏膜纤毛有损害。

第三节

慢性鼻窦炎伴鼻息肉的手术治疗

Q: 慢性鼻窦炎伴鼻息肉什么时候需要进行手术治疗？

该病手术的适应证主要有四点。

（1）鼻腔鼻窦解剖结构异常而影响鼻腔鼻窦的引流。

（2）鼻息肉堵塞鼻腔鼻窦，妨碍引流。

（3）规范化药物治疗后症状改善不明显。

（4）出现了眼眶或脑部的并发症。

Q: 鼻息肉缩回去了还需要手术吗？

对于鼻息肉缩小后不影响鼻腔鼻窦的通畅引流且临床症状明显缓解的患者可以暂缓手术，定期随访，必要时再进行药物或手术治疗。

Q: 鼻息肉的手术是微创吗？住院和恢复时间多久？

鼻息肉的手术是微创手术，用一根细长的鼻内镜通过鼻孔，在鼻内镜视野下进行手术操作，没有外切口，但需要住院治疗。一般住院时间为 5 ~ 6 天，包括术前全麻准备时间 1 ~ 2 天，手术时间 1 天，术后恢复 2 ~ 3 天。个别患者因全身情况住院时间较长，如高血压、糖尿病不稳定者，术前需要调节血压、血糖至能耐受手术的状态。

术后恢复时间因鼻窦炎症范围与全身状态有所不同，一般需要 1 ~ 3 个月。

Q: 慢性鼻窦炎伴鼻息肉手术的风险大吗？过程痛苦吗？

内镜下鼻息肉手术较为成熟，手术风险较低，但依然存在一些罕见风险及并发症。因鼻窦与眼、脑相邻，手术操作可能损伤这些结构引起相应并发症：损伤脑部引起脑脊液鼻漏、脑炎、脑膜炎；损伤眼部肌肉、血管可引起视力下降、眼球运动障碍和眼压增高；损伤大血管可引起较为严重的出血，甚至休克。

内镜下鼻息肉手术为全麻手术。术中没有痛苦，但术后因鼻腔填塞会导致较为显著的鼻塞，张口呼吸引起口干、咽干，个别患者可因鼻塞引起头面部胀痛。这种情况在术后 48 小时清理鼻腔填塞物后可以缓解。

Q: 内镜下鼻息肉手术一定要全麻吗？

因鼻窦位于头部，接受局麻手术操作的患者会有明显不适感，易产生恐惧；头部位置的变动容易引起鼻部并发症，所以安全起见，对鼻息肉手术需要全麻。全麻不仅使患者术中没有痛苦，而且减少了患者头部变动引发的颅脑、眼部损伤及并发症。

Q: 慢性鼻窦炎伴鼻息肉手术一般需要多长时间？过程是什么样的？

手术时间因鼻窦炎范围不同而有所差异。单个鼻窦炎症手术时间往往需半小时左右，人体每侧均有四组鼻窦，因此手术时间一般 0.5 ～ 4 小时。

进手术室后，首先麻醉师会对患者进行静脉全身麻醉、插管，然后由手术医师进行消毒铺巾，内镜下完成鼻窦炎伴鼻息肉手术。手术完成患者苏醒后送回病房，需要心电监护 4 ～ 6 小时，此后即可下地活动。该手术患者一般不需要家人陪护，但全身合并多种疾病、高龄和生活不能自理者需要家人陪护。

Q: 慢性鼻窦炎伴鼻息肉手术费用大概是多少？可以医保报销吗？

该手术费用与病变严重程度、涉及鼻窦数目、手术时长关系密切。手术费加上术前检查、手术麻醉及术后治疗费用，总额为 2 万～ 2.5 万元，医保可以报销一半左右。

Q: 慢性鼻窦炎伴鼻息肉术后会有后遗症吗？

鼻内镜手术是很成熟的手术，绝大部分患者没有后遗症，少数患者可能出现鼻干、鼻出血等症状。

Q: 全麻术后会有哪些不适？

少数患者对麻醉药品有反应，可能会出现恶心、呕吐、眼前闪光或颜色变化等，一般 2 天左右会消失。

Q: 慢性鼻窦炎伴鼻息肉手术后多久能通气？流涕症状多久能好？

该手术操作对鼻腔黏膜刺激容易引发水肿，同时鼻腔手术的出血无法像皮肤手术一样进行包扎止血，需要鼻腔填塞可吸收止血纱布压迫止血，因此手术后鼻腔无法立即通气。一般术后48小时鼻腔黏膜水肿会逐渐消退，同时医生会对填入鼻腔的止血纱布进行清理，这时候鼻腔即可通气。

由于手术刺激导致鼻腔鼻窦黏膜分泌物增加，混合术中鼻窦部位的血液，会出现少许黏性血涕，这种症状一般持续1周左右。手术开放鼻窦，鼻腔黏膜炎症逐渐消退，因此术后往往不会出现脓涕。

Q: 慢性鼻窦炎伴鼻息肉手术后多久会恢复嗅觉？

如果是因病变阻塞引起的传导性嗅觉减退，手术去除病变后鼻腔填塞可吸收止血材料，48小时后开始逐渐清理填塞物，患者嗅觉即开始恢复。

如果患者病变已经影响了嗅神经，出现了神经性的嗅觉减退，那么嗅觉恢复可能需要数月，甚至有不恢复的可能。

Q: 慢性鼻窦炎伴鼻息肉手术后日常生活中需要注意什么？

换季时注意温差变化，过敏季节避免接触过敏原，合理饮食，规律作息。

避免过热饮食，避免辛辣刺激，戒烟戒酒，选择富含纤维素的食物，防止便秘。

Q: 慢性鼻窦炎伴鼻息肉手术后多久能做体育运动?

该术后鼻腔黏膜尚未恢复时，剧烈运动可能会引起血管扩张，导致鼻痛、鼻出血；而且鼻腔加温、加湿空气的功能不足，对气管及肺也会产生刺激。建议术后 3 个月考虑恢复体育运动。做多久的运动及做哪类运动取决于患者本人的体力。

Q: 慢性鼻窦炎伴鼻息肉手术后可以用力揉鼻子吗?

鼻黏膜含有丰富的血管，过分的机械刺激会损伤黏膜，破坏血管，出现鼻干、鼻痛、鼻出血，且细菌、病毒等病原体可能会经手进入鼻腔鼻窦引起感染。因此不建议手术后未恢复时用力揉鼻子。

Q: 慢性鼻窦炎伴鼻息肉手术后如果没有办法定期复查,该怎么办?

慢性鼻窦炎伴鼻息肉治疗并不是在手术做完或者出院那一刻就结束了。术后定期复查也是整个治疗过程中非常重要的一环。无论何种原因，建议患者至少保证术后 2 周、1 个月、3 个月节点的复查；如果因为空间原因无法去做手术的医院复查，在就近具有鼻内镜手术能力的医院复查也是可以的。

第四节

慢性鼻窦炎伴鼻息肉的术后预防

Q: 慢性鼻窦炎伴鼻息肉手术切除后会复发吗?

鼻息肉切除后存在复发的可能。复发因人而异,同时合并过敏性鼻炎、哮喘、阿司匹林三联征的患者复发的概率较高;复发时间最早可为术后 3 个月,亦可在术后数十年复发。因此术后仍需要定期复查。

Q: 鼻息肉复发可以预防吗?

鼻息肉的复发是可以预防的。对同时合并的疾病(如过敏性鼻炎、哮喘)需要积极控制,这样能显著减少鼻息肉复发的概率。同时要遵循医嘱定期复查。一般术后 2 周进行第一次复查,然后根据手术恢复情况安排后续复查。对于术后复查恢复良好、鼻部病情比较稳定的患者可安排 1 年复查 1 次。如果出现鼻塞、流涕、嗅觉减退症状要及时就诊,及时治疗可有效预防复发。

Q: 什么因素会导致鼻息肉术后复发?

鼻息肉术后复发与患者本身和医生操作均可能有关。

患者方面因素:某些特殊体质(如过敏性鼻炎、哮喘、阿司匹林或索米痛片过敏等）、术后用药不规范、术后复查不积极等。

医生操作因素：鼻窦结构复杂，且紧邻眼球、大脑、视神经、颈动脉等重要部位，彻底清除病变与保护重要器官需要找到平衡，有时候需要做出取舍。

Q: 手术后鼻息肉又复发该怎么办？

术后规范用药，定期复查，可以在炎症和息肉刚刚起势时发现鼻息肉复发的"小火苗"。那么增加一些药物或者在门诊做一些简单的操作就可以扑灭这个"小火苗"。

但如果症状复发很严重才来就诊，就可能贻误"战机"，需要用更强力的手段来应对，如再次手术。

▶▶▶ 第六章

咽部常见病症

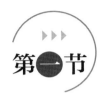

第一节

急性扁桃体炎

Q: 急性扁桃体炎有什么症状?

急性扁桃体炎起病急,全身典型症状为畏寒、高热、头痛、乏力、食欲差、肌肉酸痛等;局部主要表现为咽痛,咳嗽或吞咽时咽痛加重,咽痛或咽部肿胀可引起吞咽困难,亦可经迷走神经耳支或舌咽神经鼓室支引起耳部放射痛。扁桃体充血、肿胀,可见黏膜下圆形黄白色脓点,或隐窝口豆渣样物,有时渗出物连成一片,形似假膜,易于拭去。

Q: 需要做哪些检查判断是否得了急性扁桃体炎?

疑似急性扁桃体炎需要查血常规。血常规多见白细胞总数升高、中性粒细胞增多、红细胞沉降率及 C 反应蛋白增高、抗链球菌溶血素 O 增高。

咽拭子涂片及快速链球菌检测是最常用的病原学检测方法。

当体温持续高于 38.3 ℃且青霉素治疗效果不佳时,或当快速链球菌检测在高度可疑病例中呈阴性时,可对咽后壁和扁桃体区域再次进行拭子培养,行细菌培养和药敏试验,有助于查明病原微生物和选用抗生素。

Q: 怎么治疗急性扁桃体炎？

（1）本病具有传染性，故建议患者适当隔离或戴口罩。

（2）患者需卧床休息，多饮水，进流质、半流质食物或软食，加强营养。

（3）保持大便通畅。

（4）成人高热或剧烈咽痛时，可酌情应用解热镇痛药。小儿高热需及时应用布洛芬或对乙酰氨基酚退热，以防热性惊厥。

（5）应用抗生素为急性化脓性扁桃体炎的主要治疗方法。抗生素治疗7～10天可减少化脓性并发症和急性风湿热发生的机会。青霉素（阿莫西林）是首选药物。

（6）对口咽局部可用含漱液以取得清洁、止痛的疗效，也可以用温盐水漱口。

（7）对扁桃体肿大引起呼吸困难、血氧饱和度降低者，可酌情给予适量的糖皮质激素。

Q: 急性扁桃体炎的并发症有哪些？

局部并发症包括扁桃体周围脓肿、咽旁脓肿、咽后脓肿等颈深部感染，炎症向上发展可引起急性鼻咽炎、鼻炎、鼻窦炎、急性中耳炎，炎症向下发展可引起急性喉气管炎、急性支气管炎，甚至引起肺炎等。

全身并发症常见于大关节、肾脏、心脏，出现急性关节炎、风湿热、急性心包炎、急性心内膜炎、急性心肌炎、急性全心炎、急性肾小球肾炎等。

另外，急性感染可引起败血症、脓毒血症。

Q: 急性扁桃体炎需要手术吗?

急性扁桃体炎一般不需要手术治疗。对于急性扁桃体炎反复发作者,或曾引起扁桃体周围脓肿或咽旁间隙感染者,或扁桃体过度肥大而妨碍吞咽、呼吸及发声功能者,可考虑扁桃体切除术。

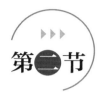

慢性扁桃体炎

Q: 什么是慢性扁桃体炎？

慢性扁桃体炎是由于急性扁桃体炎反复发作或因扁桃体隐窝引流不畅，窝内细菌、病毒滋生感染而引起的慢性炎症，国际上多称之为复发性扁桃体炎。由于在选用恰当的治疗方法后，几乎不会有超过 4 周迁延不愈的扁桃体炎，因此我们常说的慢性扁桃体炎，实际上指的是复发性扁桃体炎。

Q: 慢性扁桃体炎有什么症状？

慢性扁桃体炎实际上常常是患者急性扁桃体炎的反复发作，表现为咽痛、咽干、吞咽时有咽异物感等症状。平时自觉症状较少，可有轻微咽部干痒和咽异物感。若扁桃体隐窝内潴留干酪样腐败物或存在大量厌氧菌感染，可有口臭。扁桃体过度肥大者可以出现呼吸不畅、夜间打鼾、吞咽困难或言语共鸣的障碍。病灶型扁桃体炎患者可在急性发作后出现全身并发症，如血尿、蛋白尿、关节疼痛等表现。

Q: 需要做哪些检查判断是否得了慢性扁桃体炎？

慢性扁桃体炎的诊断主要依靠耳鼻咽喉专科医生的视诊，可见咽部黏膜和扁桃体慢性充血，呈暗红色，扁桃体表面凹凸不平或在隐窝处有黄白色点状豆渣样物，可拭去；还可见瘢痕，扁桃体可与周围组织粘连；常可触及双侧下颌角淋巴结肿大。

Q: 慢性扁桃体炎患者日常生活中需要注意什么？

（1）患者应戒烟戒酒。

（2）天气干燥时可使用空气加湿器适当增加周围的环境湿度。

（3）注意保持口腔清洁，饭后勤漱口，早晚刷牙，用温盐水漱口，多饮水。

（4）饮食宜清淡，少吃油腻食物及辛辣刺激性食物。

（5）建议充分休息，规律作息，保证睡眠时间充裕，避免熬夜和过劳。

（6）注意加强体育锻炼，天气好时增加户外活动时间，注意预防流感等传染病的发生。

Q: 慢性扁桃体炎需要手术吗？

满足下列条件之一时，患者可考虑手术治疗：慢性扁桃体炎反复急性发作；曾并发扁桃体周围脓肿或咽旁间隙感染；扁桃体过度肥大，妨碍吞咽、呼吸及发声功能；白喉带菌者经保守治疗无效；慢性扁桃体炎已成为引起其他脏器病变的"病灶"，或与邻近器官的病变有关联；怀疑存在扁桃体肿瘤。

Q: 扁桃体切除术的术后并发症有哪些？

扁桃体切除术后可能会出现术后出血、伤口感染、肺部并发症、扁桃体残留等。医生会根据病情进行止血、抗感染等治疗。

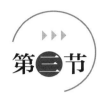

慢性咽炎

Q: 为什么会得慢性咽炎?

（1）急性咽炎反复发作会转为慢性咽炎。

（2）慢性鼻窦炎等可因分泌物经后鼻孔至咽后壁刺激黏膜，导致慢性咽炎。

（3）邻近部位的炎症，如慢性扁桃体炎、龋齿等，亦可引起慢性咽炎。

（4）胃食管反流可刺激咽部引起慢性咽炎。

（5）全身多种慢性病，如贫血、消化不良、心血管疾病、慢性下呼吸道炎症、肝肾疾病、内分泌紊乱、自主神经失调、维生素缺乏及免疫功能紊乱等，也会引发慢性咽炎。

（6）长期烟酒过度、受有害气体刺激、用声过度、过敏是慢性咽炎的常见诱因。

Q: 医生经常提到的淋巴滤泡增生是什么?

咽部有广泛的淋巴组织，周围的淋巴组织增生突起，在咽后壁或舌根表现为多个颗粒状隆起，呈慢性充血或融合成一片。黏液腺内的分泌物若排泄受阻，可在突起的淋巴组织顶部形成囊状白点，破溃时可见黄白色物。这也是慢性咽炎的表现。

Q: 慢性咽炎有什么症状?

慢性咽炎患者咽部可有各种不适感，如异物感、灼热感、干燥感和轻微的疼痛等；在晨起时或夜间出现较频繁的刺激性咳嗽，咳嗽时常无分泌物咳出；也可引起恶心、干呕。上述症状因人而异，轻重不一，往往在用嗓过度、受凉或疲劳时加重。该病的全身症状一般不明显。

Q: 慢性咽炎患者日常生活中有哪些注意事项?

慢性咽炎病因复杂，症状持续时间久，难以治愈，应当以预防为主。

（1）保持良好的生活习惯，如戒烟酒、忌辛辣刺激的食物等。

（2）避免雾霾、粉尘等诱发因素，保持居室内空气湿润清洁。

（3）锻炼身体，增强体质，劳逸结合，多进行室外活动，呼吸新鲜空气，保持心情舒畅。

（4）预防上呼吸道感染，注意天气变化，适当增减衣物，预防流感，避免增加咽喉的负担。

（5）注意口腔和鼻腔卫生。

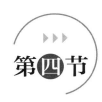

第四节

鼾症

Q: 人们为什么会打鼾?

打鼾主要与上呼吸道狭窄有关。当我们平躺后,舌体后坠及软腭向后移位等原因可导致口咽部狭窄,吸气和呼气时气流冲击使软腭与气流发生共振,就会发出声响。

Q: 人们打呼噜是睡得香的表现吗?

气道狭窄导致气流与上呼吸道软组织产生共振出现鼾声,俗称打呼噜。打呼噜往往伴有夜间缺氧,这对人体是非常有害的,所以打呼噜并不是睡得香的表现。

Q: 打呼噜的危害有哪些?

打呼噜会影响儿童的生长发育及面貌特征,会导致部分人白天嗜睡、乏力、注意力不集中,严重影响工作和学习。另外,长期打呼噜还会导致高血压、冠心病、糖尿病等。

Q: 为什么要做睡眠监测?

睡眠监测是诊断病理性鼾症的金标准,能够区分患者是中枢性呼吸暂停还是阻塞性呼吸暂停，并根据睡眠过程中患者的血氧饱和度判断鼾症的严重程度，使鼾症的诊断更加准确，治疗更加有针对性。

Q: 什么是呼吸机治疗？

呼吸机治疗是指持续气道正压通气 (continuous positive airway pressure，CPAP)。在患者睡眠时，持续向气道施加一定的正压，以防止上气道狭窄而引起呼吸阻塞，从而避免呼吸暂停及间歇性低氧，改善睡眠呼吸暂停导致的睡眠结构紊乱，提高睡眠质量。

Q: 什么是口腔矫治器治疗？

口腔矫治器是一种保守治疗鼾症的手段，主要通过前移下颌带动舌体前移，增大软腭后气道间隙，改善睡眠呼吸暂停症状。

Q: 什么是 UPPP 手术？

UPPP 手术指悬雍垂腭咽成形术。手术要点主要包括切除双侧扁桃体、完整悬雍垂及部分软腭，缝合扁桃体窝前后弓以关闭扁桃体窝，将软腭切缘后缘向前缝合以扩大咽腔的前后径和左右径。

第五节

腺样体肥大

Q: 腺样体长在什么位置?

腺样体位于鼻腔后部,鼻咽顶壁和后壁交界处,两侧咽隐窝之间,借助鼻内镜或电子鼻咽喉镜等设备可以窥见腺样体全貌。

Q: 腺样体会自行萎缩吗?

腺样体在婴儿出生后即存在,6～7岁时最为显著,10岁后逐渐萎缩,故腺样体疾病多发于儿童。

Q: 腺样体肥大有什么表现?

腺样体因反复炎症刺激而发生病理性增生肥大,可引起鼻塞、中耳炎、咽喉部不适等局部症状,以及发育障碍、反应迟钝、注意力不集中、性情暴躁、颜面部面容改变等全身症状。

Q: 腺样体肥大会让小朋友变丑吗?

腺样体肥大患儿长期张口呼吸,可使颌面部骨骼发育不良、上颌骨变长、腭骨高拱、牙列不齐、上切牙突出、唇厚、缺乏表情等,称之为腺样体面容。

Q: 低温等离子射频消融术治疗腺样体肥大的优势是什么？

低温等离子射频消融术是利用双极低温射频产生能量，将细胞之间的分子结合键进行破坏，将靶组织中的细胞进行水解，起到组织凝固坏死的作用，切除效果较好。低温等离子手术电极在皮下组织 1 mm 处的温度低于表面温度约 10℃，提示低温等离子刀对手术区域外围组织的热损伤会比较轻。

Q: 腺样体术后有哪些注意事项？

注意观察患儿口腔分泌物，嘱患儿将口中分泌物吐出，勿吞咽，便于观察出血情况；术后 6 小时可鼓励患儿进食少量冷流质食物，可防止手术部位出血，并可减轻疼痛，鼓励患儿少量多餐，细嚼慢咽；术后 7 天左右创面白膜脱落，此时饮食不当也易出血，故不可进食刺激性或过硬的食物，以免擦伤创面，诱发出血。

第六节

鼻咽纤维血管瘤

Q: 鼻咽纤维血管瘤有什么症状?

多发于青春期,男女比例(14 ~ 20):1。患者首诊主诉常常为阵发性鼻腔或口腔出血反复多次大出血,患者常有不同程度的贫血。肿瘤堵塞后鼻孔,可引起一侧或双侧鼻塞,常伴有流涕、闭塞性鼻音、嗅觉减退等;压迫咽鼓管可引起耳鸣、耳闷、听力下降;侵入眼眶,则可出现眼球突出、视力下降;侵入颅内压迫神经,可引起头痛及迷路神经炎症状。

Q: 如何诊断鼻咽纤维血管瘤?

鼻咽纤维血管瘤是鼻咽部最常见的良性肿瘤,多发生于10 ~ 25岁青年男性。该病根据病史、检查结果、年龄及性别可做出诊断。手术治疗前禁忌活检。最后诊断需依靠术后病理检查。

第七节

咽部脊索瘤

Q: 什么是咽部脊索瘤？

脊索瘤起源于胚胎脊索残余，在某些诱因作用下，残余上皮迅速增生形成脊索瘤。咽部脊索瘤多发生于颅底斜坡处的蝶枕联合处，向上累及蝶窦、蝶鞍和鞍旁，向下累及鼻咽部，向后压迫脑干、脑神经及基底动脉。

本病好发于中年男性，常表现为进行性鼻塞、脓性鼻涕、嗅觉减退、闭塞性鼻音、夜间鼾声、耳鸣、耳闷、听力下降、头痛，有时可有鼻出血及吞咽困难，累及视神经时可出现视力下降、偏盲、眼球运动障碍等。

Q: 如何诊断和治疗咽部脊索瘤？

肿瘤生长缓慢，病程较长，通过颅底 X 线、CT、磁共振成像可以发现斜坡、蝶骨区及上部颈椎有广泛骨质破坏，最后确诊需要病理切片。

咽部脊索瘤的治疗以手术治疗为主，如果病变范围广泛，手术未彻底切除，术后易复发，少数可发生恶变。本病对放射线不敏感，放疗仅作为术后辅助治疗。

Q: 咽部脊索瘤会恶变吗?

咽部脊索瘤为良性肿瘤，通常不会恶变。

脊索瘤发生于胚胎残余的脊索，咽脊索瘤部多为继发肿瘤。除了咽部有光滑而质硬的肿块外，常伴有脑神经及颅底骨质破坏。

第八节

鼻咽癌

Q: EB 病毒抗体阳性就是鼻咽癌吗?

EB 病毒与鼻咽癌密切相关,鼻咽癌患者 EB 病毒抗体往往呈阳性,但 EB 病毒抗体阳性并不代表就是鼻咽癌。如果发现 EB 病毒抗体阳性,多为曾经感染过 EB 病毒,可以通过电子鼻咽镜检查、鼻咽部 CT 或磁共振成像来进行排除,必要时可以在鼻咽部取活检。

Q: 鼻咽癌有什么临床表现?

鼻咽癌早期症状不典型,可以出现涕中带血,时有时无,多未引起患者重视。瘤体增大可阻塞后鼻孔,引起单侧或双侧鼻塞;压迫或阻塞咽鼓管咽口,引起耳鸣、耳闷及听力下降、鼓室积液。

鼻咽癌颈淋巴结转移者常见,以颈淋巴结肿大为首发症状者占 60%,呈进行性增大,质硬不活动,无压痛,始为单侧,继而发展为双侧。如果肿瘤经破裂孔侵入颅内,可引起头痛、面部麻木、眼球运动障碍、上睑下垂等,还可引起软腭瘫痪、呛咳、声嘶、伸舌偏斜等症状。鼻咽癌晚期常向骨、肺、肝等部位转移。

Q: 如何确诊鼻咽癌？

患者出现不明原因的回吸性涕中带血、单侧鼻塞、耳鸣、耳闷、听力下降、头痛、复视或颈上深部淋巴结肿大等症状时，应警惕鼻咽癌可能。该病需进行间接鼻咽镜、纤维鼻咽喉镜、EB病毒血清学、影像学等检查，对可疑患者立即行鼻咽部活检以明确诊断。

Q: 如何治疗鼻咽癌？

鼻咽癌大多数为低分化鳞癌，对放射治疗敏感。因此放射治疗为首选方案，其次为手术或化疗。手术常针对根治性放疗后鼻咽部原发灶残留、病变局限，或淋巴结残留，或局部复发。该病化疗疗效不高，但可以采用同步放化疗以增强放疗敏感性。

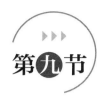

第九节

扁桃体恶性肿瘤

Q: 扁桃体恶性肿瘤包括哪些?

扁桃体恶性肿瘤主要包括扁桃体癌、肉瘤及其他恶性肿瘤,如鳞癌、淋巴上皮癌、未分化癌、腺癌、淋巴肉瘤、网织细胞肉瘤、横纹肌肉瘤、恶性淋巴瘤、血管肉瘤、恶性黑色素瘤等。

Q: 嗓子一直疼是扁桃体癌吗?

嗓子一直疼不一定就是扁桃体癌。扁桃体癌可能引起咽痛,多为单侧,吞咽时明显,晚期加重,常伴同侧反射性耳痛。因此如果长期咽部疼痛,且症状进行性加重时应警惕扁桃体癌。

Q: 扁桃体上反复溃疡是扁桃体癌吗?

扁桃体上反复溃疡应警惕扁桃体癌。发生扁桃体癌时,单侧扁桃体明显肿大,表面溃烂,溃疡中心如火山口,边缘卷起,质地较硬,不活动,伴有同侧下颌角下方或颈上段淋巴结肿大。如反复发生扁桃体溃疡,必要时应行活检,以排除扁桃体癌。

Q: 如何诊断扁桃体恶性肿瘤？

成人出现单侧扁桃体明显肿大，表面溃烂，溃疡中心如火山口，边缘卷起，质地较硬，不活动，伴有同侧下颌角下方或颈上段淋巴结肿大，应警惕扁桃体恶性肿瘤。但如果一侧扁桃体充血肿大，表面光滑，颈部无肿大淋巴结时，易误诊为急性扁桃体炎，应特别警惕，必要时取活检确诊。

Q: 怎么治疗扁桃体恶性肿瘤？

该病需根据病变范围及病理类型采取不同的治疗措施。对放射线敏感的恶性淋巴瘤、未分化癌，或病变范围较广、手术难以切除的鳞癌宜用放射治疗，同时配合化疗及免疫治疗。病变局限于扁桃体者，可行扁桃体切除。淋巴结肿大者，行颈淋巴结清扫术，术后辅以放疗及化疗。

下咽癌

Q: 什么是下咽癌？分为哪几类？

喉咽又称为下咽，原发于喉咽的癌就是喉咽癌或者下咽癌。其根据发生部位可分为梨状窝癌、环状软骨后区癌（环后癌）及喉咽后壁癌。其中梨状窝癌较多见，环后癌多发于女性。

Q: 下咽癌有哪些临床表现？

其早期症状为下咽部异物感、吞咽梗阻感。肿瘤增大，表面发生溃烂时，可引起吞咽疼痛，并出现同侧反射性耳痛，常伴有进行性吞咽困难、流涎及痰中带血。肿瘤累及喉腔，则引起呼吸困难、声嘶。

Q: 如何诊断下咽癌？

下咽癌早期症状不明显，易被漏诊，间接喉镜检查应仔细观察喉咽各解剖区域有无肿瘤，注意局部黏膜有无水肿、梨状窝有无饱满及积液。若病变难以观察，宜采用纤维喉镜检查，发现可疑病变应及时活检。CT 及磁共振成像检查可以了解肿瘤侵犯范围。

Q: 如何治疗下咽癌?

该病需根据肿瘤侵犯范围采取不同的手术方式。若肿瘤累及喉部需同时行喉切除;有颈部淋巴结转移者,需行颈淋巴结清扫术。该病根据术后创面大小,可采用带蒂肌皮瓣移植术、胃上提术、结肠代食管术等进行修复和下咽重建。该病术后需辅以放疗和化疗,也可以采用先放疗后手术。本病预后较差。

▶▶▶ 第七章

喉部常见疾病

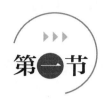

第一节

急性喉炎

Q: 为什么会得急性喉炎?

急性喉炎是由声带的过度使用、刺激或感染引起的炎症反应。该病常为病毒感染引起,后继发细菌感染。多数开始为口、鼻、咽部的感染,后感染向下扩展而发生。

小儿急性喉炎大多由病毒感染引起,也可能继发于一些急性传染病,如流感、肺炎、麻疹、水痘、百日咳、猩红热等。

烟酒过度、受凉、疲劳、空气湿度的突然变化、吸入有害气体等是引发急性喉炎的常见诱因。

Q: 急性喉炎有什么症状?

成人急性喉炎的症状多数短暂且轻微,典型的临床表现为声音嘶哑、咳嗽、咳痰、喉部疼痛或不适(如咽干、咽痒和咽异物感),严重时可完全失声。

小儿的喉部构造与成人不同,一般起病急,主要症状为声嘶、犬吠样咳嗽,更易出现喉梗阻、呼吸困难等症状,如果治疗不及时,可能出现神志不清,面色苍白、发绀,最终因呼吸循环衰竭而死亡。

Q: 急性喉炎患者什么情况下应该去耳鼻喉科／儿科看医生?

成人急性喉炎通过让声带充分休息、多饮水等居家治疗 1 周后，喉部症状仍没有好转，或出现呼吸困难、咯血、发热、咽喉部疼痛和吞咽困难等情况，应立即就医。

小儿患者如果出现呼吸时有喘鸣音、流口水比平常增多、呼吸或吞咽困难、发热超过 38.5 ℃等情况时，应立即就医。

Q: 怎么治疗急性喉炎?

对于急性喉炎，首先，要让声带休息，尽量少讲话或不发声，且要避免使用耳语的交流方式；其次，要足量饮水，同时可使用加湿器或热水蒸气，以保持喉部的湿润；再次，症状较重且持续者，可将抗生素、糖皮质激素等放在雾化器中进行雾化吸入，每次吸入完毕后应进行漱口，并清洁面部，以预防口腔溃疡。

Q: 急性喉炎需要手术吗?

如果药物治疗无法缓解急性喉炎，或引起重度喉梗阻，则应进行气管切开术。气管切开术是指通过切开颈部气管的前壁，插入气管套管，建立与外界相通的新呼吸通道的急救手术方式。

Q: 如何预防急性喉炎?

（1）保持室内空气新鲜，足量饮水并保持室内湿度。

（2）戒烟，并且避免二手烟的吸入，限制酒精和咖啡因的摄入。

（3）饮食以清淡为主，避免食用辛辣刺激性的食物，饮食均衡，补充多种维生素。

（4）适量运动，增强体质，尽量避免上呼吸道感染的发生。

（5）避免大声说话、说话时间过长或用声不当。

（6）注意口腔、鼻腔卫生。

（7）对于小儿来说，母乳喂养是重要的预防保护措施。

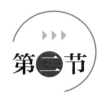

第二节

声带小结与息肉

Q: 声音嘶哑是怎么回事?

　　声音嘶哑也称声嘶,指的就是平时人们所说的"嗓子哑了"。声嘶是人们在生活中最常遇到的嗓音问题,也是喉部疾病最常见的症状,多由各种原因引起的声带增厚、僵硬或肿物造成声门关闭不全所致。日常说话过多时也可出现声音嘶哑,这可能与声带肌肉过于疲劳造成运动无力,不能使声门完全关闭有关。声嘶的程度可有较大的差异,轻者仅仅表现为声音变粗或音调变低,严重者可呈现明显的声音嘶哑,甚至可以完全失声。

Q: 引起声音嘶哑的常见疾病有哪些?

　　(1)先天性喉部畸形。如果小儿出生后即出现哭声嘶哑、微弱,甚至哭不出声来,有可能为先天性喉部畸形,如先天性喉蹼、声带沟等。

　　(2)急性喉炎。受凉、劳累或用声过度可引起喉黏膜的急性炎症,从而出现声音嘶哑。轻者音调降低、声音粗糙、发音费力,重者可完全失声。其好发于冬、春季节,常发生于感冒之后,通常先有病毒入侵,出现鼻塞、流涕、咽痛等症状,继而并发细菌感染，出现声音嘶哑、咳嗽、喉痛。小儿急性喉炎多发生于6个月至3岁的儿童，多继发于感冒、扁桃体炎、鼻炎、鼻窦炎之后。由于小儿喉部黏膜下组织疏松，出现炎症时容易发生肿胀，小儿的喉腔和声门又较小，因此小儿发生急性喉炎时很容易堵塞声门，引起呼吸困难。小儿咳嗽力量不强，下呼吸道和喉部分泌物不易咳出，因此小儿急性喉炎病情多比成人危重，如诊断和治疗不及时，可以危及生命。小儿除声音嘶哑外，还常伴有犬吠样咳嗽；严重者吸气费力，夜间憋醒，甚至危及生命，须及时就医。

（3）慢性喉炎。多见于长期用声过度、烟酒过度，以及长期吸入有害气体或粉尘导致的喉部慢性非特异性炎症。早期为间歇性声音粗糙、低音调，逐渐发展为持续性症状，可以长期持续声音嘶哑，但严重至失声者少见。其治疗须戒烟酒，加强对粉尘、烟雾的防护措施，让声带休息的同时去除病因。

（4）声带小结和声带息肉。其多见于教师、演员、歌唱家、售票员等职业用嗓人群，又称"歌唱者小结"。声带小结和声带息肉是引起声音嘶哑的常见病因，病情进展通常比较缓慢，早期可时好时坏，表现为间断性声嘶，如声带无法得到充分的休息，将会转变成持续性声音嘶哑。

（5）喉良性肿瘤。喉部长期受到刺激或病毒感染，可引起喉乳头状瘤等喉部良性肿瘤。其声音嘶哑多为缓慢进行性加重，严重者可有咳嗽、呼吸困难。

（6）喉癌。喉癌是最值得重视的声音嘶哑原因之一。长期的烟酒过度、生活环境或生产环境中空气污染、喉部的病毒感染等是喉癌的常见原因。喉部常年的慢性炎症，如不及时治疗，也可逐渐发生癌变。喉癌引起的声音嘶哑早期较轻，逐渐加重，最后可完全失声，病程中常常伴有咳嗽、痰中带血等，晚期可以出现呼吸困难。很多喉癌患者未能重视早期声音嘶哑，直到出现呼吸困难才去就医，丧失了最佳诊治时机。

（7）喉神经麻痹。常见的是喉返神经麻痹，可由颈部外伤、甲状腺手术、甲状腺恶性肿瘤、食管癌、肺癌、纵隔肿瘤等侵犯或压迫喉神经引起。单侧喉返神经麻痹多见，可以呈现进行性加重，药物治疗效果不佳。双侧喉返神经麻痹可以导致呼吸困难。应尽快查找该病病因，积极解除病因。

（8）癔症性失声。癔症又称神经官能症，大多为中年妇女或性格内向者，在受到强烈的精神刺激后引发突然失声，但哭笑或咳嗽时声音正常而响亮。患者情绪平复后可以很快缓解，受到精神刺激后可再度出现。该病患者应注意避免精神刺激，应保持乐观情绪。

Q: 为什么发生声音嘶哑需要警惕？

一旦出现声音嘶哑，切莫掉以轻心。虽然声音嘶哑常因急、慢性喉炎而发生，经过适当休息和治疗，可很快痊愈。但值得警惕的是，声音嘶哑也可能是许多恶性肿瘤的早期信号。例如，肺癌患者可以在病程的不同时期出现声音嘶哑，尤其是在肺门和主支气管附近的癌肿，声音嘶哑的出现率高达 40% 以上，原因可能是肿瘤压迫了支配声带的神经，使声带出现瘫痪，或者是由于肺活量减少，声带震动变弱所致。甲状腺肿瘤会压迫支配喉肌运动的神经而导致声带瘫痪，继而造成声音嘶哑。尤其是中老年患者，若出现声音嘶哑持续时间较长，或者出现吞咽困难、呼吸困难、咯血等其他不适感，均应提防恶性肿瘤。

Q: 声音嘶哑者什么情况下需要尽快就医？

（1）经过 2 ~ 3 周积极治疗，声音嘶哑症状不见好转，反而进行性加重，甚至失声。

（2）声音嘶哑症状逐渐加重，并出现了进餐时呛咳、痰中带血，或发生呼吸困难。

（3）颈部出现肿块，质硬，生长速度较快，同时伴有咯血、咳嗽或近期体重明显下降。

Q: 声音嘶哑者就医时应选择什么科室？

（1）若仅有声音嘶哑这一个症状，首诊选择耳鼻咽喉科，根据情况由医生决定下一步检查或转诊，以期进一步诊治。

（2）声音嘶哑并伴有咽痛、流涕、咽喉异物感或咳嗽者，首诊选择耳鼻咽喉科。

（3）起病突然，声音嘶哑伴有呼吸困难者，选择急诊耳鼻咽喉科。

（4）声音嘶哑伴有全身结核中毒症状（如午后低热、夜间盗汗、消瘦、乏力）者，首诊选择传染科。经抗感染治疗后，咽痛、声音嘶哑不缓解，应再去耳鼻咽喉科接受进一步检查。

（5）脑外伤、脑卒中、脑肿瘤患者一般都有相应的声音嘶哑症状，首诊选择神经内科或神经外科。

Q: 医生如何对喉部进行检查?

检查喉咽部、喉部结构及病变要看其外观形态。触诊时注意有无结构变形、压痛、喉室移动度及摩擦音。

口内用喉镜检查,喉镜检查有间接喉镜检查法、直接喉镜检查法、纤维喉镜和电子喉镜检查法。

(1)间接喉镜检查。间接喉镜检查已有一百多年的历史,至今仍是喉部最常用且最简便的方法。其需要用到的是间接喉镜和光源(额镜或头灯)。间接喉镜是有柄的圆形平面镜,镜面与镜柄相交成120°,儿童与成人使用的镜面直径大小不同。此镜面的影像为倒像,即与喉部真实解剖位置前后颠倒,但左右侧不变。该项检查是最常用且便捷的喉及喉咽部检查法,配合度较好的患者可以在一分钟内完成,但对幼儿用此检查方法常不能成功。

(2)直接喉镜检查。直接喉镜检查是借助于受检者一定的体位及金属硬管,使口腔和喉腔处于一条直线上,视线可直达喉部进行的检查。由于受检者所处的方位与检查者一致,因此声带左右侧位置和直接喉镜下所见者方位相反。直接喉镜检查应用硬质金属,检查过程有较大不适感,目前在临床上已逐渐减少使用。但在儿童支气管镜检查时导入支气管镜或在取某些喉部特殊异物时还有其应用价值。

(3)纤维喉镜检查。纤维喉镜用的是导光玻璃纤维制成的软性内镜,可以实现弯曲、照明、录像一体化,优点有亮度高、视野广、可操作性强。在对鼻腔、口咽及喉咽黏膜进行表面麻醉后,将纤维喉镜自鼻腔进入,依此检查鼻咽部、口咽部、喉咽部及喉腔。纤维喉镜不仅是一个检查工具,还是一种治疗工具。应用纤维喉镜，医生在清楚观察喉部结构的同时，还能够钳取喉部组织以做病理活检，甚至可以切除小的良性肿瘤、摘除声带息肉、取出喉部异物等。纤维喉镜有多种用途，是临床上十分常用的检查手段。

（4）电子喉镜检查。电子喉镜是近年来新兴的一种软性内镜，利用前端的电荷耦合器件（CCD）成像。其外形与纤维喉镜相似，但成像原理不同，传输速度不同，图像质量明显优于纤维喉镜，在拍摄图像、录像上有极大优势，作为单纯的检查手段时优于纤维喉镜。但电子喉镜管径通常细软，在与异物钳或吸引器的配合度上不如纤维喉镜，多种喉镜下治疗仍需纤维喉镜辅助。

Q: 间接喉镜检查的过程是什么样的？

间接喉镜检查时，医生会要求患者端坐，张口、伸舌，身体前倾、头略后仰。

医生用消毒纱布包住患者舌前 1/3，用左手拇指与中指捏住舌体前部，并将其拉向前下方，示指抵于上唇以求固定；右手持间接喉镜，将镜面置于加热装置上稍加热（可以用手背试温），防止检查时起雾，将间接喉镜放入患者口咽部。检查时镜面朝前下方，镜背将悬雍垂和软腭推向后上方。医生先检查舌根、会厌、喉咽后壁及侧壁，然后嘱患者发较长"咿"声，使会厌抬起暴露声门。

当喉部暴露困难时，为避免受检者精神紧张导致难以配合，应对受检者加以解释和训练，或于咽部喷少量的局麻药（1% 丁卡因）行表面麻醉，再行检查。

119

检查过程中医生会注意舌根、扁桃体、会厌谷、喉咽后壁、喉咽侧壁等各部位有无充血、红肿、新生物或溃疡，双侧是否对称；室带和声带及其闭合情况，有无声带运动障碍或关闭不全，喉室及声门下区有无肿物；梨状隐窝有无唾液潴留；杓间区有无溃疡、增生或肉芽等。

ℚ: 喉镜检查中，患者需要怎么配合？

（1）做喉镜检查时，可能会引起咽反射，导致恶心、呕吐，故检查前4~6小时禁食。

（2）检查时切勿紧张，受检者需全身放松，平静呼吸，切勿挺胸、抬肩或屏气等，积极与检查医生配合。

（3）佩戴假牙的患者在喉镜检查前应取出假牙，有门齿松动者应提前告知医生。

（4）有严重心脑血管疾患的患者不宜进行此项检查，当医生建议行喉镜检查时，须主动向医生告知自身疾病情况。

ℚ: 声带小结是什么？

声带小结是指用声过度或发声不当，造成声带前中1/3交界处的黏膜下水肿或血肿，后来上皮局限性增厚及角化，从而形成外观呈灰白色的双侧对称的小隆起。它的发生机制有些类似于做体力劳动后手掌磨出的茧子，声带小结也是用声过度后造成的双侧声带上皮增厚。其主要症状是声音嘶哑，早期程度较轻，为声音较粗或声音基本正常，仅表现为用声多时感到疲劳，时好时坏，呈间歇性。此后如果声带没有得到充分的休息，声嘶可以逐渐加重，由间歇性转为持续性。

Q: 哪些情况下容易发生声带小结?

（1）用声过度或用声不当。这是声带小结最常见的病因，多见于教师、演员、售货员等职业用声者，或者喜欢喊叫的儿童，因此声带小结又被称为"歌唱者小结"或者"喊叫小结"。长期持续高声讲话，音调过高或者讲话时间过长是引发声带小结的重要原因。

（2）上呼吸道感染。感冒，急、慢性喉炎，鼻炎，鼻窦炎，咽炎，肺炎，气管支气管炎等均可成为该病发生的诱因。在炎症状态下，呼吸道黏膜容易充血肿胀，如果在有上呼吸道炎症存在的基础上过度用声，则更加容易发生声带小结。

（3）内分泌紊乱。声带小结在儿童与成人中发病率均有性别差异，且50岁以上患此病者少见，有学者认为性激素及其他内分泌因素可能与声带小结存在某种关联。

（4）咽喉反流。咽喉反流性疾病近些年来越来越受到重视，人们对该病的研究也不断深入，有学者认为由胃内容物反流刺激喉部黏膜引起的慢性炎症也是引起声带小结的原因之一。

Q: 声带小结患者需要手术吗?

对于早期的声带小结，通过禁声或休声，让声带充分休息，大多可以自行消退。儿童的声带小结多在青春发育期自行消失。除了让声带休息，也可以采取声音训练，对声带小结的患者进行发声指导，教导患者如何正确高效发声。对较大的、保守治疗无效的声带小结，则需要进行手术切除。

Q: 哪些措施可以有效预防声带小结？

让声带休息、发声训练均可在一定程度上预防该病的发生。同时应避免吸烟、饮酒、食用辛辣食物及接触其他刺激性致病因子；还要注意预防感冒等上呼吸道感染，积极治疗胃食管反流及咽喉反流，减少声带小结发生的诱因。

Q: 声带息肉与声带小结有什么不同？

声带小结的病变集中在声带的上皮层。声带息肉的病理改变为任克层发生局限性水肿，血管扩张或出血，而表面覆盖有正常的鳞状上皮。

典型的声带小结为双侧声带前中 1/3 交界处的对称性结节状隆起，多呈瓷白色。而声带息肉可以出现在单侧声带或双侧声带，同样常见于声带前中 1/3 处，多呈粉红色、半透明状，表面光滑，可有蒂，也可广基，有坚实感，约半个米粒大小。

Q: 声带息肉的形成原因有哪些？

（1）用声过度或用声不当。声带息肉的形成原因与声带小结类似，同样多见于用声过度或用声不当人群，如教师、演员、售货员、歌唱家等职业用嗓者。长期持续高声讲话容易导致声带息肉。

（2）上呼吸道感染。声带息肉的常见诱因同样包括呼吸道感染，如感冒，急、慢性喉炎，鼻炎，鼻窦炎，咽炎，肺炎，气管支气管炎等。鼻、鼻窦及咽部感染时，若炎症直接向下蔓延，或者炎性分泌物流入喉部，可使发声共鸣作用出现障碍，从而引起发声不当或加重声带肌的疲劳，导致声带息肉的发生。肺、气管、支气管感染时，咳出的痰液与喉部长期接触，也容易诱发本病。

（3）接触刺激性致病因子。如高温作业、粉尘作业、化学工业等均可产生大量的刺激性物质，引起声带息肉。有研究指出，吸烟可刺激声带黏膜，使血管扩张，血浆通过血管壁渗入声带的任克层，从而引起声带息肉样改变。

（4）内分泌紊乱。声带息肉样改变多见于更年期妇女，可能与雌激素水平有关。甲状腺功能减退或甲状腺功能亢进也与声带息肉样改变有一定关系。

（5）某些全身疾病。某些心血管疾病、肾脏疾病、糖尿病、风湿病等可以使局部血管舒缩功能发生紊乱，导致喉部长期淤血，容易诱发本病。

（6）变态反应。根据声带息肉在糖皮质激素治疗下多可好转，以及声带息肉的光镜及电镜组织学表现与变态反应相像，有学者认为声带息肉与变态反应有关。

（7）喉咽反流。近些年对喉咽反流性疾病的研究越发深入，有研究者认为，胃内容物反流刺激喉部黏膜引起的慢性炎症也是引起声带息肉的原因之一。

Q: 如何治疗声带息肉？

诊断为声带息肉后应采用手术切除，是目前声带息肉的主要治疗方法。手术方法有多种，可视息肉大小、部位等具体情况而定。较小的息肉可在局部麻醉下，通过纤维喉镜或电子喉镜进行切除；绝大多数声带息肉患者需要采用全麻后，在支撑喉镜下，经由显微镜或者喉内镜辅助进行声带息肉切除术。目前经口的喉内手术技术日趋成熟，具有术后恢复快、颈部无瘢痕的优点，且各种类型的激光、显微器械、等离子刀等切除手段日新月异，因特别巨大的息肉而需行喉裂开术者已非常少见。

Q: 声带息肉术后应该注意些什么？

声带息肉术后，若患者仍暴露于用声过度、用声不当、吸烟等危险因素中，声带息肉可能会很快复发。因此术后要注意以下几个方面。

（1）休声。术后要特别注意让声带休息，通常来说，要求患者禁声三日，休声两周。

（2）解除病因。若术后导致声带息肉的病因持续存在，将会大大增加其复发概率。因此术后要注意规避病因，或者继续治疗病因。

（3）嗓音训练。有条件者可以进行嗓音训练，改变不良的用声习惯也可以减少息肉复发概率。

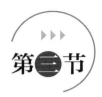

第三节

会厌囊肿

Q: 会厌囊肿是什么？

会厌囊肿是发生在会厌黏膜下的囊肿，属于喉囊肿的特殊类型，多发生于会厌谷、会厌舌面和会厌游离缘。会厌囊肿常由会厌黏膜黏液腺管堵塞或喉先天性畸形疾病造成，也可就此分为先天性会厌囊肿和后天性会厌囊肿。前者又称为喉黏液囊肿，一般为喉小囊扩大并充满黏液所致；后者常见的有潴留囊肿和表皮样囊肿，多为喉部慢性炎症、机械刺激和创伤引起。

Q: 会厌囊肿患者会出现哪些症状？

该病一般多无症状，常在喉部检查时发现。少数较大的会厌囊肿可引起喉部不适感、吞咽异物感。

但对婴幼儿来说，由于不能主动表达身体的不适，先天性会厌囊肿往往可以长到很大，引起呼吸困难甚至喉梗阻症状时才被发现，存在生命危险。

Q: 会厌囊肿的诊断需要进行哪些检查？

会厌囊肿多是在间接喉镜检查中发现，囊肿多位于会厌舌面，大者可以充满整个会厌谷。会厌囊肿多呈半球形，基底部宽广，表面光滑，呈浅黄色及乳白色居多，间或有细小血管纵横其上。囊壁一般很薄，触之有波动感，用注射器可抽吸出黏稠内容物。内容物呈乳白色或褐色，较为黏稠呈豆腐渣状。

以注射器抽取出囊液可以明确诊断，也可以进行纤维喉镜或电子喉镜检查，高清放大可视化图像，常常作为会厌囊肿的术前检查手段。

Q: 如何治疗会厌囊肿？

微小的、患者无自觉症状的会厌囊肿可暂不做处理，密切观察即可。较大的囊肿宜手术切除。单纯穿刺抽吸囊液的处理手段仅可用作明确诊断的方法，治疗仍需尽量切除囊肿外侧壁。推荐的手术方式是在全麻支撑喉镜下，经由显微镜或喉内镜辅助进行彻底切除。手术可以采用喉刀、喉剪等传统器械，也可以采用激光或低温等离子射频刀头来帮助改善视野及减少出血。

第四节

急性会厌炎

Q: 什么是急性会厌炎？

急性会厌炎是感染、过敏等因素导致会厌黏膜高度肿胀而阻塞喉咽部的一种耳鼻喉科危险急症，多数能够治疗痊愈，但是急性会厌炎导致死亡的病例屡见不鲜。

Q: 为什么急性会厌炎能导致死亡？

急性会厌炎是耳鼻喉科急诊常见的危险重症。急性会厌炎起病突然，进展迅速，非常容易造成急性上呼吸道梗阻，处理不当或延误治疗会导致患者呼吸困难，严重者导致患者窒息死亡。

Q: 急性会厌炎有什么症状？

急性会厌炎发病急骤，常在夜间突然发生，发病时间很少超过 6 ~ 12 小时，多数患者入睡时正常，半夜突然感到咽喉部疼痛或呼吸困难而惊醒，严重时患者伴有畏寒、发热等全身症状。

Q: 怎么治疗急性会厌炎？

急性会厌炎起病后可发展迅速，治疗上应首先全身应用足量抗生素及糖皮质激素进行抗感染及抗炎治疗。另外，雾化吸入疗法在急性会厌炎的治疗中也有较为重要的作用。

Q: 急性会厌炎什么情况下要进行气管切开？

对于病情进展迅速、有严重吸气性呼吸困难的患者，咽喉部分泌物较多、有吞咽功能障碍的患者，会厌或杓状软骨黏膜高度充血肿胀、经抗炎给氧等治疗后病情未见好转者，年老体弱、咳嗽功能较差的患者，可以考虑进行气管切开。

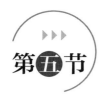

喉乳头状瘤

Q: 为什么会得喉乳头状瘤?

喉乳头状瘤是喉部最常见的良性肿瘤,10岁以下儿童和成年人多见。由人乳头瘤病毒(HPV)感染引起,HPV6和HPV11是常见亚型。该病也可能与喉部慢性刺激及内分泌失调有关。

Q: 喉乳头状瘤有什么临床表现?

该病常见症状为进行性声嘶,肿瘤大者甚至失声,亦可出现咳嗽、喉喘鸣和呼吸困难。儿童常为多发性喉乳头状瘤,生长较快,声嘶进行性加重,甚至失声,易发生喉阻塞。

Q: 喉乳头状瘤会恶变吗?

喉乳头状瘤恶变概率为15% ~ 25%,多见于成人喉乳头状瘤。瘤体切除不彻底引起复发的话,恶变概率会增大。因此,如果手术,应尽量一次性彻底切除,避免复发。

Q: 如何治疗喉乳头状瘤?

支撑喉镜下二氧化碳激光切除肿瘤是该病最有效的治疗手

段，儿童容易复发，常需多次手术治疗。手术时应注意保护喉内正常黏膜，防止瘢痕粘连。儿童患者一般到 7 岁以后复发时间逐渐延长，病情缓解。应用干扰素和其他抗病毒药物治疗喉乳头状瘤有一定临床疗效。

第六节

喉血管瘤

Q: 喉血管瘤有什么症状?

喉血管瘤一般无明显症状,如果血管瘤较大,可能引起喉部异物感,偶有吞咽不畅,如果常常被硬质食物刮擦,可能有少量出血。突然的压力增大可能导致血管瘤破裂,出现较多出血。

Q: 如何治疗喉血管瘤?

无症状者可暂时不治疗,对于症状明显者可采用激光、冷冻或低温等离子消融术切除。临床上有关于瘤内注射平阳霉素取得良好效果的报道。

Q: 喉血管瘤必须做手术吗?

大部分喉血管瘤无显著症状,可以不用手术切除。如果血管瘤较大引起明显的异物感或吞咽不畅,或者经常出血,应该进行治疗,可以选择手术切除,也可以选择注射硬化剂或血管栓塞治疗。

喉癌

Q: 为什么会得喉癌？

喉癌的病因至今仍不十分明了，与以下因素有关，常为多种致癌因素协同作用的结果：吸烟、饮酒、病毒感染（如人乳头瘤病毒）、环境因素（包括亚硝酸盐、甲醛、二氧化硫、石棉、重金属粉尘等）、放射线、性激素（喉癌发病率男性明显高于女性，可能与雄激素有关）、微量元素缺乏（如锌、锶等）。

Q: 喉癌分为哪几类？

喉癌根据部位可以分为声门上癌、声门癌、声门下癌、贯声门癌四类。

Q: 喉癌有哪些临床表现？

喉癌的临床表现早期仅有轻微或非特异性症状，如痒感、异物感、吞咽不适等。向深层浸润或出现较深的溃疡时会有咽喉痛；声音易疲倦或声嘶，并逐渐加重，可有发声粗哑，甚至失声。肿瘤组织糜烂可出现痰中带血。晚期可出现放射性耳痛、呼吸困难、吞咽困难、频繁咳嗽、咯血等症状。

Q: 如何诊断喉癌？

凡年龄超过 40 岁，有声嘶或咽喉部不适、异物感者均应用喉镜仔细检查，以免漏诊。对可疑病变，应在直接喉镜或纤维喉镜下进行活检以确定诊断。喉部增强 CT 及磁共振成像等检查有助于了解肿瘤的浸润范围。

Q: 如何治疗喉癌？

喉癌主张以手术为主的综合治疗方案。手术切除为治疗喉癌的主要手段，术后可以辅助化疗、放疗、生物治疗、免疫治疗、靶向治疗等。

Q: 吸烟一定会得喉癌吗？

吸烟是喉癌的高危因素。据统计约 95% 的喉癌患者有长期吸烟史，而且开始吸烟的年龄越小、持续时间越长、数量越多、吸粗制烟越多、吸入程度越深者发病率越高。吸烟者患喉癌的危险度是非吸烟者的 3 ～ 39 倍。因此，虽然吸烟不会一定得喉癌，但患喉癌的危险度非常高。

头颈部常见疾病

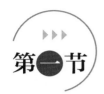

第一节

甲状腺结节

Q: 甲状腺长在什么位置?

甲状腺位于颈前部，前面观呈 H 形，两叶位于喉和气管的前外侧，甲状腺的峡部位于第 2 至第 4 气管软骨的前方。

Q: 体检发现甲状腺结节该怎么办?

甲状腺结节是内分泌系统的多发病和常见病。触诊获得的甲状腺结节患病率为 3% ~ 7%，高分辨率彩超检查获得的甲状腺结节患病率为 20% ~ 76%，而甲状腺结节中甲状腺癌的患病率为 5% ~ 15%。体检发现甲状腺结节不必过度紧张，建议到正规医院复诊，听从医生建议。

Q: 超声检查能看出来甲状腺结节的良恶性吗?

超声检查作为甲状腺疾病首选的影像学方法，在临床诊疗决策中具有重要的价值。超声会根据甲状腺结节的结构、回声、形态、边缘等影像学特征进行综合判断，从而得出良恶性的总体倾向。但最终的良恶性判断还需要病理学的明确诊断。

Q: 甲状腺结节术前为什么要做甲状腺细针穿刺?

术前超声引导下甲状腺细针细胞学穿刺活检有助于明确甲状腺结节的病理性质,减少不必要的甲状腺结节手术,并帮助确定恰当的手术方案。一般而言,对直径大于 1 cm、怀疑恶性的甲状腺结节均可以进行穿刺检查。

Q: 发现甲状腺癌要把甲状腺全部切除吗?

若发现患有甲状腺癌,要根据甲状腺癌的病理类型、大小、位置、有无淋巴结转移或远处转移等情况进行术式的选择。目前甲状腺腺叶 + 峡部切除和全切除术最为常用。

Q: 分化型甲状腺癌术后为什么要进行碘 -131 治疗?

对分化型甲状腺癌术后行碘 –131 治疗主要是为了清除甲状腺残留组织或阻止甲状腺癌侵犯周围组织、淋巴结转移或远处转移,从而达到控制肿瘤的目标。

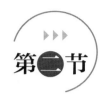

颈淋巴结肿大

Q: 在颈部摸到的肿块是什么？

在颈部摸到的肿块一般分为三类：炎性病变、良性病变、恶性肿瘤。炎性病变包括淋巴结的急慢性炎症、结核及涎腺炎性肿块；良性病变包括先天性疾病及良性肿瘤；恶性肿瘤包括原发恶性肿瘤及淋巴结转移癌。

Q: 在颈部发现肿块是淋巴结转移吗？

在颈部发现肿块不一定就是淋巴结转移。甲状腺肿物有其特点，一般讨论颈部肿块时不包括在内。去除甲状腺肿块后，成年人颈部肿块中绝大多数（70% ~ 80%）为恶性肿瘤，而恶性肿瘤中绝大多数（70% ~ 80%）为淋巴结转移癌，颈淋巴结转移癌中绝大多数（70% ~ 80%）是头颈部恶性肿瘤转移。所以若发现颈部肿块应及时就诊以明确诊断。

Q: 颈淋巴结转移癌原发部位在哪里？

颈淋巴结转移癌原发部位绝大多数在头颈部。一旦发现颈淋巴结转移癌应行以下检查以明确原发部位：颈部查体、CT、磁共振成像、细针抽吸细胞学检查、颈部肿块切除活检。

Q: 如何治疗颈部淋巴结肿大?

该病的治疗，首先需通过询问病史、颈部查体、CT、磁共振成像、B超、细针抽吸细胞学检查、颈部肿块切除活检等以明确其良恶性，并确定原发部位。对急慢性淋巴结炎、结核等导致的淋巴结肿大应使用抗生素、抗结核药等药物进行治疗；如果为淋巴结转移癌，可以行颈淋巴结清扫术，术后行放疗、化疗。